Fast Facts for the Critical Care Nurse
Critical Care Nursing in a Nutshell

重症监护临床护理实践手册

编著 〔美〕米歇尔·安格尔·兰德拉姆
主译 李冬梅 毛更生
主审 郑静晨 高艳红

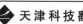

天津出版传媒集团

天津科技翻译出版有限公司

著作权合同登记号：图字:02 - 2016 - 115

图书在版编目(CIP)数据

重症监护临床护理实践手册／（美）米歇尔·安格尔·兰德拉姆
(Michele Angell Landrum)编著；李冬梅等译. — 天津：天津科技翻译出
版有限公司，2016. 11
书名原文：Fast Facts for the Critical Care Nurse：Critical Care Nursing
in a Nutshell
ISBN 978 – 7 – 5433 – 3643 – 8

Ⅰ. ①重…　Ⅱ. ①米…　②李…　Ⅲ. ①险症－护理－手册
Ⅳ. ①R459. 7 – 62

中国版本图书馆 CIP 数据核字(2016)第 241542 号

Fast Facts for Critical Care Nurse：Critical Care Nursing in a Nutshell,
ISBN：978 – 0 – 8261 – 0728 – 2，Michele Angell Landrum

Copyright© 2012 by Springer Publishing Company, LLC, New York,
New York 10036. All Rights Reserved. The original English language work
has been published by Springer Publishing Company, LLC. No part of this
publication may be reproduced, stored in a retrieval system, or transmitted in
any form or by any means (electronic, mechanical, photocopying, recording,
or otherwise) without prior permission from the publisher.

中文简体字版权属天津科技翻译出版有限公司。

授权单位：Springer Publishing Company, LLC.
出　　版：天津科技翻译出版有限公司
出 版 人：刘 庆
地　　址：天津市南开区白堤路 244 号
邮政编码：300192
电　　话：022 – 87894896
传　　真：022 – 87895650
网　　址：www. tsttpc. com
印　　刷：天津金彩美术印刷有限公司
发　　行：全国新华书店
版本记录：850×1168　32 开本　8. 5 印张　250 千字
　　　　　2016 年 11 月第 1 版　2016 年 11 月第 1 次印刷
　　　　　定价：45. 00 元

（如有印装问题，可与出版社调换）

译者名单

主译 李冬梅　毛更生

主审 郑静晨　高艳红

译者 （按姓氏汉语拼音顺序排序）

陈金宏	陈佳欣	陈兰兰	崔凤娇
冯艳梅	付丹丽	高　歌	高　微
郭江凤	宫静萍	管晓萍	韩婷婷
韩玉婷	胡　静	贾培林	景玉双
李　岩	李　娜	李　宁	梁雪飞
林牡丹	刘丽君	罗　敏	孟　晗
任艳军	宋月娇	滕　飞	王长虹
王　英	吴婷婷	夏　佳	徐卫鸿
许亚娟	闫金慧	张惠子	赵海萍

作者简介

米歇尔·安格尔·兰德拉姆（Michele Angell Landrum）于1998年在莫比尔大学取得护理专科学位。作为一名旅行护士，她曾在美国各地多个医疗机构工作，包括圣地亚哥拉霍亚的斯克利普斯纪念医院和洛杉矶的西奈医院等。她擅长的领域包括心脏病房、心血管重症监护病房、外科重症监护病房、急诊室、心导管室和心脏电生理检查室的护理工作。

兰德拉姆女士目前就职于美国阿拉巴马州莫比尔市的斯普林希尔医疗中心，在职工发展部门负责临床护理教育工作。

中译本前言

重症监护室是各类危重症患者集中治疗、监护的特殊场所；设备现代化、知识更新快、操作技术复杂。患者病情重、变化快、病情复杂多样，因此对重症监护室护士的整体素质要求明显高于其他科室。重症监护室护士已不仅仅是简单的辅助工作，而是迫切需要能对患者病情发展变化做出准确观察、迅速判断和处置的专业护士，能对危重患者的生理机能进行监测，并给予生命支持和提高抢救成功率的专科护士。

对于这类忙于照顾重症患者，并想要为其提供最佳护理的重症专科护士而言，本书将是一个很好的选择。书中融合了临床危重症患者监护和治疗领域的新理论和新进展。立足临床、突出实用，以护理程序为框架，遵循以人为本的护理理念，增加了重症监护护士的自我保健，器官捐献，临终关怀及对家属的情感支持。每一章的"快速阅读"，帮助读者快速了解重点内容。

实施护理专业继续教育是一项长期、系统的工程。我国继续教育体系与国外相比仍然存在差距，需要我们不断努力，持续改进。因此,我和我的护理团队翻译这本专著的同时又深入学习,希望对工作在这一领域的专业人士有所帮助。译者水平有限,望同道及广大读者多加批评指正。

特别感谢在此期间理解并支持我的家人和朋友,以及我的充满活力并富有朝气的护理团队。感谢你们对我的付出和爱!

李冬梅

2016 年 10 月 17 日于北京

前　言

　　重症监护护理是最具挑战性的护理领域之一。护士需要经过非常专业的培训，熟练掌握评估技能，能够同时处理多项任务，具备良好的适应能力、出色的沟通能力，能够注重细节而兼顾大局，积极应对问题，并需要具备许多其他特质。本书旨在为重症监护护士的临床工作提供一些帮助。

　　书中包含护理记录、预先指示、器官捐献、终止治疗和姑息治疗的相关指导；描述了基础的评估和操作技术，并深入解读了急症护理实践，如主动脉内球囊反搏泵的使用等；用通俗易懂的方式阐述了无菌技术、隔离预防措施、静脉输液治疗、中心静脉导管和肺动脉导管的护理，以及连续性肾脏替代疗法等；此外，本书还介绍了专科 ICU 的护理内容。

　　本书涵盖时下热点护理话题，包括联合委员会要求的患者核对制度、美国疾病控制与预防中心推荐的隔离预防措施和个人防护装备 ，以及 ICU 内姑息治疗的相关知识等。

　　本书既可作为培训手册，又可作为参考工具。ICU 护士可放在口袋,以便随时查阅护理措施和机械装置的故障排除技巧。

虽然本书在撰写过程中参考了大量文献,但是它不可能包含所有的 ICU 护理干预措施或操作指导。在临床实践中请同时参照医院和制造商规定,以及医生的医嘱。无论何时,应将患者以及护士自身的安全放在首位。

Michele Angell Landrum, ADN, RN, CCRN

致　谢

感谢所有从事护理行业的同胞们，我很荣幸成为护理团队中的一员。通过在校学习、临床实习、实践培训和团队合作，我亲身体验了神奇的医学治疗和护理实践。作为一名旅行护士，我曾与很多非常优秀的护士、医生和社会支持人员一同工作，并学到了很多宝贵的知识，我很开心可以跟护理同仁分享。

特别感谢 Stephanie，Ben Kunz，Diane Pike，Anjanetta Davis（MSN，RN，CNL），Scott Wilson（RN）和 Beth Beck［MT（ASCP），CIC］，感谢他们在本书撰写过程中给予我的支持和鼓励，感谢 Bimbola F. Akintade（PhD ⓒ，ACNP，CCRN）对本书内容的认真审阅和完善。

最后，尤其感谢我的家人！谢谢我的丈夫 Ted，儿子 Carter 和 Cody，以及母亲 Vera 给予我的包容、支持和理解。谢谢。

谨以此书献给我的丈夫 Ted，感谢他给予我的爱、支持和鼓励，也感谢我的儿子 Carter 和 Cody，他们理解我的工作，并带给我无尽的爱与喜悦，他们使得每一天都更加美好。

—M. A. L.

目　录

第 3 部分：重症监护设备

第 4 部分：专科重症监护病房

附　录

第1部分

重症监护护理基础

第1章

重症监护护理概论

简介

美国重症监护护士协会（AACN）将重症监护护理定义为"专门处理危及生命的病症的专科护理"（2010 年 4 月）。重症监护单元包括心脏复苏病房、烧伤病房、神经重症监护病房、外科重症监护病房、内科重症监护病房和心脏重症监护病房等。它们各有特色又有相似之处。

重症监护护士技术精湛、训练有素，能高效地评估患者，并熟练地为患者及其家属提供适当的、符合其文化习惯的护理和情感支持。

重症监护护士需努力为患者提供最优质的护理，并与其他医务人员有效沟通合作，此外，还需照顾好他们自己的身体和家庭。

本章学习内容：

1. 重症监护护士的任职资格和现有的认证证书；

2. 重症监护单元的分类及其患者的护理和使用的设备；

3. 重症监护护士的自我保健指导。

任 职 资 格

大多数有志于从事重症监护的护士都已满足一些基本要求，包括：

1. 有效的注册护士从业资格证。

2. 不受限制的护士执照：

a. 被所有护理委员会认可的执照；

b. 没有任何例外规定或条件限制的护士执业许可。

虽然医院对重症监护护士的硬性规定要求不多，但是在实际录用时的选择标准很高。通过采访各类重症监护单元的主任，我们总结出了一些重症监护护士必备的素质，如遵守纪律和适应快节奏的工作等；有些主任认为随机应变能力非常宝贵；工作履历非常重要；有一位主任提到，较强的临床技能和科研能力对于所有申请者都非常重要，没有工作经验的应届毕业生必须具备临床实习经历和科研能力。

重症监护护士具备很多专科护士的特征。他们遵守纪律、有道德、有爱心、懂得尊重他人、工作娴熟、渴望学习、自信和能在高压工作状态下保持冷静。她们总是在工作中保持最佳状态，给予患者最好的护理。被录用之后，重症监护护士需要有医院和病房的定向任职培训，在病房培训期间会有专门的导师带领,学习重症监护护理技术。重症监护护士需要不断接受相关领域的教育和培训,以掌握最新的知识和技能。

认 证 证 书

重症监护护士的认证证书有几种,大多是由美国重症监护护士协会(AACN)颁发的。重症监护注册护士认证(CCRN)是最常见的;然而,全美国只有不到 5 万名护士拥有此证书(AACN,2010 年 3 月)。这一认证可细分为成人护理、儿童护理和新生儿护理,或是其中任意两种组合。

这一认证重在考查护士的重症监护操作实践能力,证书的含金量很高,满足一定要求的护士才可报名参加考试。一旦通过了考试,以后只要符合要求就可每三年更换一次新证。

通过重症监护注册护士认证(CCRN)的护士还可进一步考取亚专科认证,心内科认证(CMC)和心外科认证(CSC)能满足相应的专科护士的实际要求。要求两科认证必须通过。

重症监护单元分类

所有的重症监护单元都有相似性,但也有不同之处,尤其是病床或病房数量。由于医院规模、位置和特殊需求不同,一个重症监护单元可能只有两张病床,也可能有多达 25～30 张病床。

======== 快速阅读 ========

重症监护单元的共同特征：

1. 护士与患者的比例一般为 1:1 或 1:2；

2. 患者病情危重；

3. 患者有多项合并症；

4. 配备特殊设备：持续心电图、血压、氧饱和度监测仪；各种输液泵、导丝、肺动脉导管、气管内导管、呼吸机、胸管、导尿管、中心静脉导管、胃管和胃造口管等；

5. 实施隔离防护；

6. 探视时间严格；

7. 配备床旁计算机，用于护理记录。

由于医院不同，重症监护单元类型不同，以及医务人员及病床配备不同，各重症监护单元收治的患者类型也各不相同。通常一个医院会设置一个综合重症监护室，能够收治绝大多数类型的患者。此外，再设置一个外科重症监护病房收治术后患者。这两种病房都会用到以上提到的大部分设备，以及其他一些设备，如主动脉内气囊反搏泵（IABP）和连续静脉–静脉血液透析机（CVVHD）等。还有许多其他类型的重症监护单元。

- 外科重症监护病房（SICU）收治高度创伤性手术后的恢复期患者，比如胰腺十二指肠切除术、骨科修复术或复杂的腹部修复手术后的患者等。患者通常有其他并发症，需要密切监测和特殊治疗。

- 神经重症监护病房（NICU）属于另一领域，配有专业的设备，提供高度专业化的治疗。神经重症监护病房的患者都有神经功能障碍,需要细心照料。他们可能经历了卒中发作、颅内压升高,或者受到了急性头部创伤,甚至处于昏迷状态。患者护理过程中经常需要监测颅内压和(或)引流脑脊液。

- 大多数医院都设有心脏重症监护病房(CCU),用于收治有心脏疾病的患者,包括心脏介入术前或术后伴有胸部疼痛的患者、急性心肌梗死患者和心内直视术前或术后的患者等。心脏重症监护病房经常用到主动脉内球囊反搏泵。通过重症监护注册护士认证,并取得心内科认证的护士可以在心脏重症监护病房工作。

- 心血管重症监护病房(CVICU)主要收治冠脉搭桥术后的患者,也会收治一些其他患者,例如胸部动脉瘤修复术、腹部动脉瘤修复术和胸廓切开术后的患者。常用到主动脉内球囊反搏泵、左心室辅助装置(LVAD)、双心室辅助装置(BIVAD)和连续静脉 – 静脉血液透析机等。心血管重症监护病房的护士须通过重症监护注册护士认证,并取得心外科认证。

- 移植重症监护病房收治器官移植术后的患者。此类患者需要密切监测,并达到特定的参数范围,也需要积极预防感染。移植重症监护病房配有复杂的设备和监测系统。

- 烧伤病房收治烧伤、烫伤或电烧伤等各种类型的烧伤患者,需要特殊的治疗。

- 创伤重症监护病房收治多种类型创伤并伴有多种合并症的患者。其设备从简单的动脉导管到复杂的连续静脉 – 静脉血液透析机和骨科牵引设备不等。创伤重症监护病房的护士必须做好处理各种伤口的准备。

后面的章节会详细讨论各种重症监护单元,包括所需的特殊指导、设备和技能等。

虽然各个专科重症监护单元是为其专科患者所设,但是重症监护护士必须能够护理所有类型的危重病或重伤患者。如果某一重症监护单元的病床不足,医院可以找其他任何有空床的病房收治重症患者。

重症监护护士的自我保健

护士工作具有艰难性和挑战性,但同时也很有意义。重症监护护理比其他护理领域紧张度高,情绪波动大。重症监护护士必须学会如何应对和缓解压力,以便高效完成工作。

========= 快速阅读 =========

缓解压力的措施:

1. 补充水分,饮食均衡;

2. 锻炼身体,保持灵活性;

3. 保证每天7~8小时睡眠;

4. 工作和生活分开;休息日与家人和朋友共度;

5. 保持积极态度;

6. 工作之余拥有个人爱好;

7. 保持幽默感;

8. 深呼吸;

9. 如果与患者、同事和(或)医生相处有问题,及时与护士长沟通解决;

10. 必要时寻求咨询帮助,以应对悲伤、情绪波动和压力。

除了保持身心健康、遵循健康饮食和调节压力以外,重症监护护士应该至少每年体检一次,每年注射流感疫苗,并进行其他必要的免疫接种。

护士只有照顾好自己,才能更好地护理患者和照顾家人。以上措施都能帮助调节压力;然而,把工作做好只有一个关键:做对患者最好的事情。遵循这一宗旨,需要护士通过资格认证、护理技能精湛,而且不耻下问、积极寻求咨询帮助,以采取正确的护理措施。

第2章

护理记录

简介

所有的护理专科都要求准确及时地进行护理记录。它是护理领域的法制推动力。护理记录用于描述、监测、管理和调整对患者的护理,其形式多样,缩略词也比比皆是。每个医院都有自己的规定。现在一般使用电子病历系统。

简洁明了的护理记录至关重要,而护理程序是为患者提供护理和进行护理记录的基础。

本章学习内容:

1. 护理程序的五个步骤;

2. 护理记录的基本原则;

3. 医疗事故的定义和有助于防止其发生的记录策略。

护理实践标准

护理需遵循一定的标准,而这些标准定义、指导并评估护理实践及其结果。美国护士协会(ANA)提出了六个核心实践标准,包括:

1. 评估:收集患者资料。

2. 护理诊断:分析患者资料,做出护理诊断。

3. 制定目标:根据患者病情确定个体化预期目标。

4. 计划:制订护理计划,详细列出干预措施,以达到预期目标。

5. 实施:将护理计划中的干预措施付诸实施。

6. 评价:将患者的健康现状与预期护理目标进行比较。(American Nurses Association. (2004). *Nursing*: *Scope and standards of practice*. Washington, DC: Author.)

护理程序

美国护士协会将护理程序描述为"注册护士的护理实践的基本核心"(2010 年 4 月)。护理程序的五个步骤包括:

1. 评估:通过以下方式收集患者心理、生理、精神、经济和生活方式等诸方面的资料。

a. 询问患者及其家属;

b. 查阅患者病历和记录等;

c. 进行全面的体格检查,并查阅现有的检查结果。

2. 诊断：诊断是制订护理计划的基础。护理诊断是根据患者症状对现有的以及可能出现的健康问题作出的判断。它是基于评估而确定的。

3. 计划和目标：护理的具体细节。

a. 如果患者同时有多个护理问题,需确定护理重点；

b. 制定可测评的短期目标和长期目标；

c. 列出详细的评估和诊断；

d. 列出适当的护理措施和相应的医嘱；

e. 选择合适的标准护理计划或临床路径作为指南。

4. 实施：将护理计划付诸实现。

a. 合理进行护理记录；

b. 合理执行治疗,以最大程度降低并发症风险；

c. 条件允许的情况下,尽可能让患者及其家属、护理员和其他医疗团队成员参与治疗。

5. 评价：评估患者的健康现状和治疗效果。必要时修改护理计划。

护士根据护理程序的五个步骤确定、完成和记录对患者的护理、继续教育、与医疗团队成员的沟通和其他所有在工作场所进行的活动。

"美国重症监护护士协会护理标准和执业范围"进一步将重症监护护士的角色定义为护理技术优良,高度专业,接受过高等教育,与患者相处融洽,符合伦理要求,能与患者和家属以及医疗团队成员有效合作,善于向临床医生咨询,能够合理利用资源,并有一定的领导能力(Bell, 2008 年)。详细信息请参阅美国重症监护护士协会官方网站(www. AACN. org)和"美国重症监护护士协会急重症监护护理操作范围和标准（AACN Scope and Standards for Acute and Critical Care Nursing Practice）"。

护理记录

完成重症监护护理记录需要对护理程序及如何实施护理计划有基本的了解。所有的护士在上学期间都要学习病历记录方法，不过，现在绝大多数医院都使用基于计算机的电子病历记录系统。美国联邦政府要求所有医疗单位在 2014 年前全部采用电子病历系统（Cover, 2010 年 7 月）。从纸质病历到电子病历的转变为重症监护护理带来了极大的便利。

许多软件公司都出售电子病历系统，这些系统整合了护士和医疗团队其他成员的医疗行为，使病历记录更简便、更标准、更准确。通过特定的程序指南，护士可以轻松查阅患者的病历，找到评估页、换药页、患者健康教育页或其他已完成的护理操作，可以查阅已有信息，也可以在空白表格内添加新的记录信息，如有关执行任务的详细信息和其他项目。关于患者用药的记录有一个单独的系统，称为电子用药管理记录（EMAR）系统。

电子病历系统和电子化用药管理记录系统不受页面限制，可以记录重症监护单元内的护理详情，使记录更加简单。但是，记录所有的评估、护理计划、用药情况、医嘱和许多其他的内容仍然是一项艰巨的任务。护士在记录时，须牢记护理程序、责任、安全和对患者的护理。在输入信息之后要及时保存，以防电脑出现故障。

每个医院都应该设立一个随叫随到的技术团队，以帮助医务人员解决电子病历系统和电子化用药管理记录系统相关的问题。

虽然 ICU 的配备越来越高科技,但是重症监护护士必须清楚一点,即"没有记录,就是没有执行"的原则依旧适用。电子病历系统和电子化用药管理记录系统是护士、医生、治疗师、实验室人员和药房工作人员等所有医疗团队成员之间交流的中心。如果某件事情没有被记录,就很难被核实和评价。

如果电子病历没有记录某一事项、操作、并发症、患者/家属情况或其他行为,就找个合适的空白处添加上。如果记录在其他位置就做个备注。病例研究 2.1 展现了一种常见的记录方法。

病例研究 2.1

一名患者在使用电视遥控器时,右手套管针意外滑出。其责任护士迅速地进行了评估,确认该患者的护理诊断为:有潜在的感染风险和出血风险。她根据医院的指导方针有条不紊地制订了护理计划。

按照护理计划,护士戴上无菌手套,按压出血部位直到血流停止。而后进行了简单的无菌包扎,并评估出血区域,发现无血肿。

　　由于滑出的套管针是患者唯一的静脉通路,而医嘱要求患者住院期间必须有静脉通路,所以护士按要求消毒后用 20 号外周静脉套管针在该患者的左前臂进行了穿刺,见回血后用专利产品 Tegaderm 透明敷料固定针头。而后用 10mL 生理盐水冲洗,并按照医嘱封管。患者未出现过敏。套管针用塑料胶带固定。

　　护士随后对患者进行了静脉穿刺的必要性以及如何防止意外拔出等健康教育。患者对穿刺操作的耐受良好,并表示理解静脉穿刺的必要性、相关的健康教育和护理操作。

　　在完成护理操作并进行评估之后,护士找到了该患者的电子病历,并记录了病情变化、护理措施和结果。由于文档中没有专门的项目用以记录原穿刺部位的情况变化,护士在静脉通路页面的底部添加了一个自由文本框,详细记录了原穿刺点的情况和原穿刺针是如何滑出的。最后,她打开患者的电子化用药管理记录系统,找到外周静脉穿刺的页面,做了相应的修改。

　　这一病例显示了正确的护理程序和护理记录方法、患者的安全问题和良好的沟通。根据电子病历和电子化用药管理记录系统中的修改,其他护理该患者的护士将会注意到静脉穿刺的变化情况,而且能够阅读详细信息。

医疗事故

重症监护护士在日常工作中要严格按照程序实施并记录每一项护理工作。关于患者及其家属的健康教育也需记录在案。要想确保为患者提供正确的护理，得到预期的效果，同时避免出现医疗事故纠纷，最好的方式是在重症监护护士职业范围内，以患者安全为重点，提供专业的护理，并进行详细、准确的记录。

========== 快速阅读 ==========

《韦氏词典》对"医疗事故"的定义是"疏忽或未能行使一般水平的职业技能或未能提供专业服务，从而导致伤害、损失或损害。疏忽指的是在相同情况下未行使一个正常谨慎的人应行使的医疗护理。"（2010年7月）。

为了避免疏忽和医疗事故纠纷，护士必须遵照其所在州的《护士执业条例》行医，熟悉关于护士合法权益、责任和执业范围以及违规违纪行为和相关处罚的法律法规。相关规定一般可在州立护士委员会或医疗委员会找到。掌握这些法规使得护士能够尽自己最大的努力为患者提供最优质的护理。

是否购买医疗事故保险计划取决于每个护士的自身情况。希望以后能有相关调研帮助护士确定哪个公司及哪种保险计划适合自己。

每个护士应该清楚自身的技术、经验和专业水平，必要时寻求合作、继续教育、培训和帮助。出现问题时，按照规定流程处理。

　　护士多问问题是关键,为患者及其家属提供最佳护理和健康教育以取得预期效果。在提供护理服务的同时确保自身安全也是非常重要的。

第3章

预先指示和器官捐献

简介

ICU 是一个令人兴奋而充满刺激的工作场所。但是照顾危重患者及其家属也有很多挑战。比如,死亡在 ICU 中很常见,经常面对死亡对人的心理是极大的挑战。临终关怀对于医务人员来说也是一个挑战,对于患者及其家属来说是一件令人恐惧的事情,不过有些措施可以帮助患者及其家属以及医务人员积极面对即将到来的死亡。

本章学习内容:

1. 生前预嘱和医疗行为委托书的定义;

2. 眼睛和器官捐献指导;

3. 器官捐献患者的护理干预措施相关的政策规定。

预先指示

美国 1990 年的《联邦患者自主决定权法案(PSDA)》规定,

每个州都要为预先指示立法。它还规定所有的医疗单位需要做以下事情：

1. 提供介绍预先指示的书面资料。

2. 向患者发放书面资料,详细告知患者自主做出医疗决定的权利,包括：

　　a. 接受或拒绝治疗的权利；

　　b. 接受或拒绝手术的权利；

　　c. 发展预先指示的权利。

3. 提供关于行使患者权利的政策的副本。

4. 在病历中记录患者是否有预先指示。

5. 不得违背患者的预先指示。

6. 关于预先指示的事项遵从国家法律。

7. 为本单位员工及当地居民提供健康教育,解释预先指示事宜。

有了这些法律和法务的地方,重要的是如何让重症护理护士清楚地了解如何预先指示工作。正确理解预先指示是护士的重要职责。有两种不同类型的预先指示,它们也可以并存。在生前预嘱中,个人详细写明当他/她丧失行为能力时是否接受某种治疗。生前预嘱可以是宽泛的,也可以具体到特定的干预措施,比如呼吸机的使用、人工营养支持或心肺复苏术(CPR)等。生前预嘱不会指定医疗行为代理人。

医疗的持久力委托书或医疗行为委托书指定自己的医疗行为代理人。这个代理人需要年满18周岁,且最好有生前预嘱指导其行为。代理人享有与患者丧失行为能力前做出医疗决定的相同权利。然而,一些州的法律不同,医疗的持久力是由律师决定的。

　　生前预嘱和医疗行为委托书都是书面文件,由当事人在具备完全行为能力时立下。绝大多数州对于预先指示的格式没有特定的要求,也不强求公证,但是要求至少有两位成人在场,且当事人需要签字。如果当事人无法签字,可由他人代劳,但不能是见证人或医务人员。护士应该熟悉所在州的法律和本单位的相关政策。

　　多数州、医院和医生都建议患者尽早立下预先指示。这些文件帮助医务人员完成患者的意愿,并为患者及其家属带来内心的平和。

眼睛和器官捐献

　　眼睛和器官捐献是非常重要的。据美国器官共享联合网络(UNOS)统计,2010 年 7 月 16 日,美国有 107 952 人在等待器官移植(2010 年)。需要移植的患者越来越多,但是捐献者却没有增加,其原因是人们对此存在许多误解:

　　1. 如果医生知道某个患者是器官捐献者,他/她就不会努力挽救这名患者的生命。

　　2. 富人和名人更容易获得捐献的器官。

　　3. 只要驾驶证上列出"器官捐献者"或拥有一张捐献卡就可以成为一名捐献者。

　　4. 可以捐献的器官只有心脏、肝脏和肾脏。

5.大多数患者因为有既往病史不适合捐献器官。

6.老年人不适合捐献器官。

7.器官捐出时捐献者的家属需要缴费。

8.如果患者捐出器官,其身体的完整性将得到破坏,不适宜举行葬礼。

9.大多数宗教不允许器官捐献。

(Adapted from UNOS, 2004,"Common Myths of Organ Donation.")

快速阅读

　　一名患者可能不适合捐献心脏,但是通常他/她的其他器官还是可以捐献的,比如角膜、肺、肝、胰、肾、皮肤、骨头、骨髓、软骨、肌腱、筋膜和硬膜等。

　　医务人员、地方和州器官库代表和器官共享联合网络有责任就器官捐献向患者及其家属和公众提供健康教育。2004 年,医疗机构认证联合委员会出版了 *Health Care at the Crossroads*:*Strategies for Narrowing the Organ Donation Gap and Protecting Patients* 一书,包含器官移植、医院提升建议和器官捐献随访指导等内容。

　　重症监护护士经常遇到患者存在眼睛和器官捐献可能的情况。无论患者是否同意捐献器官,都要尊重其意愿,并为患者家属提供情感支持和教育。2006 年的《统一遗体捐赠法案(UAGA)》规定,患者生前表示希望捐献器官,比如在驾驶证上写明的,该患者死亡后,其器官必须被考虑捐出。法案还特别指出,如果患者之前签署了拒绝眼睛或器官捐献的协议,其家属或医疗行为代理人不能违背其意愿,也不应该被要求这样做(Foreman 等,2010 年)。

如果患者生前要求捐献器官,或者患者没有关于这方面的指示,医务人员应该首先确定患者是否适合进行眼睛和器官移植,然后再询问患者家属,以避免不必要的心理压力。

━━━━━━ 快速阅读 ━━━━━━

有些人要求将他们的尸体献身"科学",即用于医学研究。大多数研究中心在接受尸体和器官时不在乎捐献者生前曾患何种疾病、病理学和死亡原因。当事人在预先指示中一般会写明其捐赠对象的名称和联系方式。

大多数医院都有相应的政策指导器官捐献/采集过程。一些常规指导如下:

1. 确定潜在的器官捐献者。

2. 患者即将死亡时,通知器官获取组织(OPO),如国家器官中心或眼库。与家属公开公正地讨论患者的情况,给他们时间来接受患者即将死亡的事实,并取得他们对于眼睛和器官捐献的知情同意。诚实回答所有的问题,必要时向器官获取组织寻求帮助。

3. 联系器官获取组织时,患者的医护团队会被要求回答一些问题,包括患者的年龄、现状和医疗史,以初步确定该患者是否适合捐献。

4. 必须由一名具备判断神经功能状态的专业技能的医师依

据临床和影像学证据宣布患者脑死亡，即脑功能完全丧失，且不可逆转。有时可能需要不止一位医师来判断。

5. 当家属有时间处理这些问题时，器官获取组织的工作人员、医务人员和（或）牧师应予以帮助，并见证其签署知情同意书。另外，法医也需要签署一份声明。当这些文件签署完毕时，该患者就会正式成为一名"捐献者"。

6. 必须详细了解捐献者的医疗史和社会关系，全面评估器官系统，并进行相应的实验室检查，以确定其医疗适用性。器官获取组织和眼睛、器官和组织库应协助这一过程顺利进行。

7. 整个评估期间都要为捐献者提供医疗护理，包括用药、呼吸系统的管理和静脉输液等，以最大限度地保持所采集的器官和组织的完整性。

8. 确定医疗适用性后，通过无菌技术进行器官采集。将器官放入专门的溶液中，用无菌袋密封，并保存在冷却器内的冰块中。受过专门训练的移植团队会根据器官获取组织的指示转运器官。组织的恢复处理与器官获取类似。

9. 根据医院的制度要求以及患者和家属的意愿处置患者尸体。

10. 接下来，器官获取组织会写信给捐献者的家属，告知受捐者的详细情况。关于器官受捐者的情况和器官移植的结果会提供给器官采集医院及其医务人员。不能透露受捐者的身份信息。

（Adapted from U. S. Department of Veterans Affairs, Veterans Health Administration, 2009; University of Miami, Leonard M. Miller School of Medicine, Department of Surgery, Life Alliance

Organ Recovery Agency. *The organ donation process*, 2010; Wing-ate & Wiegand, 2008.)

器官获取组织通常会针对捐献者家属的悲伤情绪提供一些心理辅导。一些器官获取组织经常举行庆典仪式,感谢器官捐献者及其家属献出的这份特别的礼物。

第4章

终止治疗和姑息治疗

简介

情感支持是临终关怀的一项关键内容,对于患者及其家属、护理员以及 ICU 的医务工作者来说都非常重要。一些策略和准则可以帮助缓解由即将面对的死亡和临终关怀引起的压力和情绪波动。遵守终止治疗和姑息治疗的相关准则,并采用通用的终止治疗协议能使死亡变得更容易接受。

本章学习内容:

1. 终止医学治疗的相关准则;

2. 终止治疗的通用协议;

3. 如何提供姑息治疗;

4. 如何为即将死亡的患者及其家属提供情感上的支持;

5. 临终关怀护士的自我保健。

终止医学治疗

一旦医生及患者家属或医疗行为代理人确定,进一步的医疗干预都将是徒劳的,就可以终止治疗。包括停用呼吸机和停止营养支持、静脉输液、抗生素和输血等。终止治疗是家属和医务人员共同的情感意愿。

在终止治疗前,医生、护士、牧师、社会支持人员和其他的医院辅助部门应该针对整个过程向家属提供详细的信息,并给他们时间来理解和接受。一些医生建议使用"选择舒适"这个词,因为它比其他的词更容易理解,家属在情感上也更容易接受(Foreman 等, 2010 年)。

===== 快速阅读 =====

想要帮助患者家属面对现实,需要向他们保证:

1. 患者死亡是原有疾病导致的,而不是因为终止治疗。

2. 医务人员将继续为患者用药,以避免痛苦,保证患者的舒适。

3. 医务人员会继续照料患者,而不会忽视他们。

撤机

为绝症患者停用呼吸机一般被称为"撤机"。撤机过程护士通常应遵循以下原则：

1. 由受过相关训练的护士和呼吸治疗师在患者床旁拔除呼吸机。

2. 确定家属是否愿意目睹撤机过程并在患者死亡后再陪伴一段时间。关心、理解、无偏见的方式征求家属意见。

3. 确保房间尽可能舒适。提供椅子和纸巾等，并确保私密性。做好充分的准备，以满足家属的各种需求。采取措施确保患者的舒适。

4. 满足家属关于宗教习俗方面的要求。

5. 以清晰、简洁和贴心的方式提前告知家属在撤机过程中可能发生的情况。患者可能出现的症状包括：意识下降、烦躁不安、不自主运动、呼吸模式改变、口腔分泌物增多和四肢变凉变色等。

6. 鼓励家属抚摸患者，对患者说话，表达他们的感情。在患者去世之后，允许家属在房间内再待一会儿。

（Adapted from Foreman，Milisen，& Fulmer，2010；Wingate & Wiegand，2008；Wyckoff，Houghton，& LePage，2009.）

医院及其医务人员需遵照特定的撤机方案，通常包括：

1. 记录与家属及医疗团队的其他成员谈话的内容。

2. 在终止治疗前考虑器官捐献的可能性。

3. 保留静脉通路，用于姑息治疗给药。

4. 移除不必要的监测设备，保证患者舒适。

5. 保留所有的神经肌肉阻滞药物。

6. 撤机前 30 分钟给予止疼药和抗焦虑药物。

7. 去除所有的束缚。

8. 决定逐渐或立即撤机。

a. 逐渐撤机：每隔15分钟将呼吸机的呼吸频率(RR)减慢2~3次/分，直到减为零。然后，降低呼气末正压(PEEP)和压力支持(PS)，直到患者开始自主呼吸。

b. 立即撤机：不改变呼吸频率、呼气末正压和压力支持，直接撤机。

9. 如果可能，将患者置于坐位。

10. 根据医嘱给予莨菪碱等抑制分泌的药物。

11. 根据患者躁动情况，遵医嘱给予氟哌啶醇或咪达唑仑等药物。

12. 开始撤机。

13. 持续监测患者的疼痛、呼吸困难、躁动或焦虑等症状和体征。

14. 必要时给予止疼药和抗呼吸困难、躁动或焦虑的药物，以保证患者舒适。

15. 遵医嘱拔管。

16. 自主呼吸停止后通知医生。

(Adapted from Foreman et al., 2010; Saint Thomas Hospital, 2000; Stillwell, 2006; Wingate & Wiegand, 2008.)

===== 快速阅读 =====

　　停用呼吸机一般不用法医介入。如果需要，则法医在终止治疗前后和撤机过程中应遵守医院关于拆线、拔管等方面的相关规定。

姑息治疗

一旦医生及患者家属确定进一步的医疗干预都将是徒劳的，就开始转入姑息治疗。姑息治疗是对晚期患者的总体治疗护理（Lippincott *Manual of Nursing Practice*, 9th ed.）。此时，重症监护的重点转为患者的生活质量和舒适水平。内科医生、护士、社会支持人员和牧师共同努力，使患者及其家属尽可能地感受到舒适。

如果患者可以交谈，询问其要求和喜好。是否需要指定的家属探视？是否有特定的宗教和（或）文化习俗要求？鼓励患者表达他/她的内心感情。耐心聆听并诚实回答患者的疑问。

一般在姑息治疗阶段，患者的病情已经恶化到无法为他自己做决定了，而医疗团队也要重点为家属提供情感支持。需要为家属进行关于护理、症状和治疗方面的健康教育。向家属保证，会为患者用药，以消除疼痛和焦虑。患者不会因为选择终止治疗而被忽视。舒适的环境有利于家属照顾患者并与患者交流。鼓励他们表达全部内心感情。

在 ICU，处理临终关怀患者的症状至关重要。常见症状有：疼痛、呼吸困难、躁动、谵妄等。此外，患者的皮肤护理也要注意。

疼痛可用一组药物联合治疗。姑息治疗阶段常用的止疼药是非类固醇抗炎药（NSAIDS）、阿片类（主要是吗啡）和皮质类固醇。抗抑郁药也常被用来缓解神经性疼痛。确定和消除疼痛来源非常重要。常有家属反映疼痛未完全缓解，这一情况是不应出现的。姑息治疗时必须高度重视疼痛的管理。

将患者置于舒适体位,并频繁地评估疼痛情况。患者一般无法自述疼痛程度,所以护士要观察患者的面部表情、呼吸情况、是否有呻吟和容易被安抚等(American Medical Directors Association, 2004)。在临终关怀阶段,吗啡等某些药物的用量可以超出常规。

临终关怀阶段的患者几乎都会经历呼吸困难。这会使得患者身体不适,同时也给家属带来心理上的不适。利尿剂和吗啡能减轻呼吸道阻塞,而抗焦虑药有助于减轻焦虑。低浓度吸氧可能会减轻呼吸困难,但是不能提高氧饱和度。尽可能地将患者置于坐位,以最大限度地提高肺活量。硝酸甘油贴膜贴到胸壁可改善端坐呼吸。硫酸莨菪碱可用于减少呼吸道分泌物。如果患者喘息,一般给予支气管扩张药。

临终关怀期间的皮肤卫生和护理非常关键,它能使舒适最大化,而且向患者及其家属证明,护理工作仍然在进行中。护理过程应该遵循ICU关于皮肤护理的相关规定。每天或在需要时为患者洗浴。必要时用医院或伤口护理团队专用的保湿剂。每2小时1次或在患者疼痛/不适时,随时为患者翻身。如果患者病情指示需要,可使用减压床垫。频繁地行口腔护理。

临终关怀患者经常出现谵妄和躁动。其他症状和体征包括:意识水平改变、认知功能障碍、躁动和出现幻觉等。可以遵医嘱给予氟哌啶醇、奥氮平、利培酮、咪达唑仑和氯丙嗪等,以减轻症状,增加患者舒适度。

━━━━━ 快速阅读 ━━━━━

即将死亡的人可能会经历濒死体验(NDA),看见已故的亲友现身并与自己"讲话"。也可能会看见其他幻象。濒死体验不同于末期谵妄,经历濒死体验的患者不会因为看到的幻象而感到痛苦或害怕。向患者及其家属解释,这种经历是正常的(Foreman 等, 2010 年)。

家属的情感支持

临终关怀需要很多临床技能,而且需要护士为患者及其家属提供积极的情感支持。要记住以下事项:

1. 在患者去世前后给予家属足够的时间陪伴患者。

2. 尊重患者及其家属的宗教习俗。

3. 真诚地与家属讨论患者状况,坦诚地告知所有情况。

4. 耐心聆听家属提问,给予其表达感情和悲伤的时间。

5. 邀请家属参与患者死亡后的最终护理。有些家属会参与,有些不会参与。

6. 注意了解家属是否愿意亲耳听到医务人员宣布患者死亡。

7. 提供后续护理,包括:

a. 与家属和医生或者医疗团队会面。

b. 给家属寄卡片或打电话慰问。

c. 为经历丧亲之痛的家属提供关于医院支持团体的信息。

　　d. 与社会支持团体联系,为家属提供离院后的支持。

（Adapted from Foreman, Milisen, & Fulmer, 2010; Nettina, 2010; Stillwell, 2006; Wingate & Wiegand, 2008; Wyckoff, Houghton, & LePage, 2009.）

医疗团队的情感支持

　　在 ICU 工作对体力要求很高,同时也需要具备良好的心理素质。这是一项有爱心的工作。护士和医疗团队的其他成员一样关心他们的患者及其家属,而往往忽视了自身的需求,在处理临终问题,如器官捐献、终止治疗和姑息治疗时尤其如此。

　　重症监护护士必须采取必要的措施保证自己的身心健康。关于临终关怀护理准则和期望的教育能够加强对死亡过程的理解。实际上,这些护理能为患者及其家属带来安慰,同时也能为护士带来满足感。护士保持自己身心健康的一些重要措施包括:

　　1. 通过适度锻炼、均衡饮食、保持水分等维持身体健康,以便提供更好的护理。

　　2. 工作之余参加各种活动,保持自己的爱好,并与朋友家人一起放松,保持积极的心理健康。

　　3. 向社会支持人员、丧亡辅导员和社会心理支持工作者寻求帮助,以提高处理技能,宣泄不良情绪和应对悲伤。

　　其他关于 ICU 内姑息治疗的建议和指导请登录网站 www. capc. org/ipal-icu。姑息治疗发展中心（CAPC）在美国国立卫生研究院/国立老年医学研究中心的协助下管理此网站。

第 2 部分

重症监护护理要点

第5章

重症监护的基础护理

简介

　　临床重症监护护理对技能、教育和培训水平的要求远远超出护理学校传授的基本知识，但是，其护理程序和患者护理的步骤是一样的。患者护理的第一步是评估，包括对患者既往病史的回顾、文化和家庭的评估、实验室检查结果的分析以及全面的身体评估。皮肤护理、口腔护理、压疮的预防以及对导尿管的护理都属于危重患者护理的项目，而且这些是预防感染最重要的措施。

本章学习内容：

1. 全面身体评估的步骤；

2. 如何在 ICU 提供口腔和皮肤护理；

3. 预防压疮的技巧；

4. 如何采用无菌技术插入导尿管以及如何进行尿管护理。

全面的身体评估

重症监护开始时即需进行全面的评估,以制订和实施最佳护理计划。评估始于对患者病情的询问,包括体格检查、全身系统审查和对所有静脉通路、医疗设备和引流管等记录。

还需通过对患者的询问、对病历的查阅,或与其他医院医务人员、护理员/家属等交谈以了解患者的既往病史,包括之前的治疗、手术、实验室检查结果以及其他任何与患者健康相关的信息。

患者询问

如果患者病情稳定,条件允许,则应对患者进行直接询问,在询问时要尊重患者的文化习俗。患者需要指定一名医疗问题的联系人,并列出关于医疗护理、宗教信仰和(或)文化方面的特殊需求。询问过程中需讨论以下事项:患者主诉、现病史、既往病史、家族史、心理疾病史和家庭支持情况,包括身体方面和情感方面的支持。

在询问过程中,观察患者的精神状态。注意患者的总体外形、行为、姿势、卫生情况、对问题的回应、言语清晰度、面部表情、情感、非口述的疼痛或不适感、协调功能、对人和时间地点的定向能力,以及短期和长期记忆力。如果无法直接询问患者,则从病历中或通过其他医疗团队成员或患者家属尽可能多地了解信息。

虽然尽早对患者进行询问很重要,但有些情况下,只有当患者进入病房后才能进行询问,尤其 ICU。这种情况下,需要通过其他医院的医务人员、转运团队、紧急救援团队和(或)从病历中获取相关的细节信息。当患者病情允许时,再进行详细的询问。

身体评估

患者被收入 ICU 时即需要进行一次全面的身体评估,而后每班至少一次,并在需要时随时评估。需评估身体的各个系统,而且要非常地详细。一般身体评估指导参见图5.1。

图5.1 一般全面身体评估示例

神经系统

1. 对人、时间、地点和目标的定向能力

2. 短期以及长期的记忆力

3. 情感、态度和情绪

4. 认知、言语模式和回答问题的适当性

5. 瞳孔对光反射、调节与会聚反射

6. 运动功能、平衡协调能力和步态(条件允许的情况下)

7. 感觉功能;观察患者对疼痛和触觉刺激的反应

8. 双侧手的握力(条件允许的情况下)

　　注:部分神经系统的评估可在询问患者的同时完成。

头、眼、耳、鼻、喉

1. 头:大小、形状、对称性、头发/头皮情况、压痛

2. 眼

　a. 对称性和眼球活动度

　b. 瞳孔的形状、大小和颜色

　c. 视力 **(待续)**

图 5.1(续)

d. 边缘视觉

e. 结膜和巩膜的情况/外形

f. 睫毛、眉毛和眼睑的情况/外形

3. 耳

　　a. 听力；助听器

　　b. 外耳：形状、大小、对称性、是否有水肿、破损

　　c. 耳道：观察外耳道有无异常分泌物

　　d. 触诊外耳及周边区域,检查是否有疼痛

4. 鼻

　　a. 嗅觉、鼻塞、呼吸急促

　　b. 对称性、引流、破损

5. 喉/嘴

　　a. 牙齿与义齿

　　b. 嘴唇、牙龈、牙齿、舌头、黏膜、腭垂、扁桃体、硬腭和软腭病变情况

　　c. 嘴唇内侧颜色

　　d. 破损、引流

　　e. 气味

　　f. 淋巴结

　　g. 气管/食管

　　h. 甲状腺

　　i. 颈部静脉

外皮系统

1. 是否接触过腐蚀性物质

2. 任何近期的皮肤变化

3. 颜色

4. 温度

5. 保湿情况

6. 红肿和(或)受刺激区域　　　　　　　　　　　　　(待续)

图 5.1(续)

7. 皮肤破损:病变或伤口

8. 瘢痕

9. 青紫、瘀斑、瘀点

10. 水肿

11. 浮肿

呼吸系统

1. 询问患者以下事项

　　a. 是否有气短现象

　　b. 呼吸系统疾病史

2. 如果正在吸氧,确定吸氧浓度和使用的装置

3. 呼吸频率、深度和形态

4. 氧饱和度

5. 胸廓形状

6. 咳嗽情况

7. 呼吸音(前面和后面)

8. 触诊胸壁,确定是否有肿块、疼痛/触痛

心血管系统

1. 心音;心尖搏动、速率、节律和清晰度

2. 基本的心电图检查(条件允许的情况下)

3. 外周脉搏;桡动脉、肱动脉和足背动脉

4. 双侧毛细血管再充盈情况;手指和脚趾

5. 血流动力学参数值(如果可以测量)

胃肠道/泌尿生殖系统

1. 询问患者以下事项:

　　a. 食欲

　　b. 尿量

　　c. 尿液引流排出情况

　　d. 排便情况

(待续)

图5.1(续)

2.尿液颜色、清晰度和气味

3.一般情况、凸起、瘢痕

4.评估造口情况

5.按顺时针方向听诊腹部四个象限

6.触诊腹部四个象限,检查以下项目

   a.腹胀

   b.压痛

   c.肿块

   d.器官肿大

   e.膀胱位置

7.评估生殖器和直肠区

肌肉骨骼系统

1.步态(条件允许的情况下)

2.双侧肌肉

   a.对称性

   b.肌力和肌张力

   c.触诊以检查是否有肿块、疼痛/压痛

3.关节

   a.关节活动度

   b.疼痛

   c.水肿

   d.压轧音

   e.结节

4.骨骼

   a.外形

   b.骨突

   c.对称性

注:护理某些患者时,需要额外的评估,后面的章节会详细地描述。

　　身体评估的第一步是向患者解释说明什么是期望。然后要测量一组生命体征,包括体温、血压、脉搏、呼吸和疼痛。使用Wong-Baker Faces 或 PAINAD 等 10 分制量表,要求患者对疼痛进行评分 。也要注意非语言线索,结合患者自述的评分综合确定疼痛水平。

　　记录静脉通路,标注穿刺点的位置、输液设备类型、穿刺点外观和所输液体及药物的名称。如果有滴注药物,记录药物名称及其滴速要求。另外,关于有创性监测设备(如肺动脉导管)、引流系统(如纵隔引流管)和血流动力学辅助装置(如主动脉内球囊反搏泵)的详细信息也要记录下来。

　　身体评估的步骤可以合并、修改和重新排序,针对不同患者的具体情况进行个体化评估。护士在每次换班后实施和评价护理的过程中,可随时进行一次快速评估。

患者的基础护理技术

口腔护理

　　口腔护理对于 ICU 患者的感染预防、总体健康和患者舒适度都非常重要。

　　美国疾病控制与预防中心(CDC)、美国重症监护护士协会和感染控制及流行病学专家委员会(APIC)认为口腔护理是控制和预防呼吸机相关性肺炎(VAP)的一项重要措施。口腔护理有利于去除牙菌斑、预防口咽部细菌繁殖、起到口腔保湿作用、预防反流和减少口腔分泌物。

====== 快速阅读 ======

ICU 内的口腔护理措施推荐:

- 床头抬高 30° 以上。
- 每天 2 次用软毛牙刷刷牙齿和牙龈。
- 使用添加碳酸氢钠的牙膏。
- 使用不含酒精的抗菌漱口水漱口。
- 可能的话,每天使用牙线清洁。
- 按需进行口咽部吸痰。
- 每 2~4 小时 1 次,使用水溶性保湿剂涂抹嘴唇和口腔组织。
- 禁用柠檬甘油棉签,它可能导致口腔黏膜更加干燥。
- 保持良好的营养状态。

皮肤护理和压疮的预防

ICU 患者的皮肤护理是一项重要的护理措施,能帮助预防压疮、控制感染和提高患者舒适度。一些研究显示,ICU 患者的压疮发生率高达 40%。皮肤护理方案始于一个全面的皮肤评估,而后根据科室规定至少每 24 小时评估 1 次,并根据需要随时评估。

━━━━━━━━━━ **快速阅读** ━━━━━━━━━━

**　　除了基础的皮肤护理外,还需经常进行以下操作:**

- 仔细检查骨突处的皮肤颜色的变化,必要时使用卤素灯检查。
- 比较高风险区域和周围皮肤的质地与温度:Ⅰ期压疮区域可能会僵硬或松软,皮温升高或降低。
- 评估营养状态;低蛋白饮食和白蛋白水平降低可增加压疮风险。
- 使用医院专门的皮肤评估工具/压疮风险评估工具,如Braden 评分表等对皮肤情况进行评估。

　　完成评估并进行相应的记录后,就应该开始进行皮肤护理,采取措施预防压疮。在 ICU 内,护士应该遵循以下步骤:

- 使用减压床垫(静态空气、交替空气、水或凝胶)。
- 如果没有禁忌证,则每 2 小时为患者翻身 1 次。
- 不要将患者身体直接置于骨头粗隆凸出位置上,除非有禁忌证。
- 每 2 小时 1 次解除局部压迫。
- 垫高足跟部。
- 正确抬起或移动患者:
  - 使用吊架或床单等平行抬起患者,减少摩擦。
  - 寻求他人帮助。
- 每 2 小时 1 次检查血液循环情况,如发现局部血液循环障碍,及时解除压迫。

- 咨询营养师,提供营养支持。
- 每天用温水和温和的肥皂清洗全身。冲洗干净后使用毛巾轻拍擦干。
- 如果禁忌用水沐浴,则使用免冲洗无皂沐浴产品清洁。
- 每周 1 次或根据需要随时修剪指甲和洗头发。
- 洗浴之后尽快涂抹润体乳。
- 使用医院推荐的护肤品。
- 不要按摩骨突处。
- 及时提供便盆/尿壶。
- 每次轮班并在需要时,随时为患者提供会阴部护理。
- 便溏患者使用粪便收集器,同时查明原因。
- 正确进行造口护理(参照医院造口科室的相关规定)。

(Adapted from Ayello & Sibbald, 2008; Foreman, Milisen, & Fulmer, 2010.)

　　如果没有禁忌证,则每 4 小时进行 1 次全范围关节运动(ROM),以改善血液循环,防止挛缩。每天记录体重。和其他所有的护理操作和治疗一样,在实施以上措施前,要向患者解释说明并取得合作。

　　虽然重症监护护士及其他医务人员都按规定提供皮肤护理,努力避免压疮,但是有些患者还是会出现压疮。出现压疮时,重症监护护士应记录压疮伤口的分期、位置、大小、外观和渗液情况,并咨询医院的伤口护理科室或护士,因为他们在评估和治疗压疮、促进患者舒适和预防感染方面更专业。

快速阅读

压疮分期:

Ⅰ期:淤血红润期;浅色皮肤表现为按压后不褪色的局限性红斑,深色皮肤表现为蓝/紫色、皮肤温度变化、肿和有硬块等;受损区域可能会痛或痒。

Ⅱ期:水泡或表皮/真皮破损;可能表现为浅表创面。

Ⅲ期:溃疡形成,皮下组织损伤;损伤可深达但未超过筋膜层;溃烂伤口较深。

Ⅳ期:深层伤口,组织严重缺损、坏死,深及肌肉/骨骼;可能表现为皮肤破损和感染。

(Adapted from Ayello & Sibbald, 2008; Foreman, Milisen, & Fulmer, 2010; Staging Pressure Ulcers, 2010.)

导尿管

患者需要插入导尿管的原因有很多,包括监测尿量、解决泌尿外科术后膀胱膨胀问题等。实际上,ICU 内的患者几乎都需要插导尿管。

尿路感染(UTI)几乎占了所有医院获得性感染(HAI)的一半。据美国疾病控制与预防中心报告,美国每年有 8000 名患者发生尿路感染,其相关的治疗费用高达 5 亿美元(2009)。研究显示,大多数医院获得性尿路感染与留置导尿管有关。因此,精通导尿管的无菌插管技术对于重症监护护士来说至关重要。采用无菌技术插入导尿管的详细步骤见图5.2。

图 5.2　如何采用无菌技术插入导尿管

1. 准备物品

　a. 导尿管:成人多为 14F 或 16 F;成人导尿管的平均长度为 40~45 cm

　b. 引流管和集尿袋

　c. 无菌手套

　d. 无菌孔巾

　e. 无菌棉球

　f. 无菌/一次性止血钳

　g. 消毒溶液:碘附;如果对碘过敏,则与感染控制科室或医生确定其他消毒液

　h. 无菌水溶性润滑剂

　i. 10mL 无菌注射器

　j. 内放 10mL 蒸馏水的无菌包(或将提前抽好蒸馏水的 10mL 无菌注射器放在无菌包内)

　k. 遵医嘱为男性患者准备 2% 的利多卡因乳膏

　l. 乐扣带装置和尼龙搭扣腿带

　m. 一次性垫巾

　n. 额外的治疗巾,用于放置废弃物

　　注:大多数医院是将所有用物预先放在盒装无菌包内。

2. 确认患者无尿道损伤,查阅疾病史,查看有无前列腺肥大

3. 核对医嘱、携用物至床旁、洗手

4. 使用两种身份识别方法核对患者,如姓名、生日或病历号等;向患者解释说明,取得合作

5. 协助患者取仰卧屈膝位,非操作区用被遮盖

6. 评估并在必要时清洁外阴

7. 将小橡胶单及治疗巾垫于患者臀下

8. 对于男性患者,如果医嘱要求,则戴手套向尿道口注入 2% 的利多卡因约 5mL

9. 将额外的治疗巾铺在患者大腿外侧,远离即将建立的无菌区,用于放置废弃物

(待续)

图 5.2(续)

10. 打开袖子和(或)无菌包,放在患者两腿之间

11. 建立无菌区,打开导尿包,并将用物放到无菌区内

12. 戴无菌手套

13. 铺孔巾

14. 打开碘附溶液,倒在无菌棉球上

15. 打开润滑剂,润滑导管前端

16. 注射器抽取 10mL 蒸馏水,并检查导管气囊是否完好

17. 如果气囊无泄漏则放水,保持注射器连接

18. 将尿液标本瓶放在容易拿取的位置

19. 消毒尿道口

   a. 女性患者:左手拇指和示指持无菌纱布分开大阴唇并固定,右手持镊子夹
     消毒棉球分别给尿道口消毒:从尿道口以上开始,向下擦洗,直到肛门以
     上。依次消毒左侧大小阴唇、右侧大小阴唇和尿道口。一个棉球限用一
     次,消毒方向不折返。污染棉球及镊子丢弃至盛放废弃物的治疗巾内。
     继续用左手分开阴唇,以插入导尿管

   b. 男性患者:左手拇指和示指持无菌纱布裹住阴茎略提起。如果患者未割
     包皮,则将包皮轻轻向上拉起。右手持镊子夹消毒棉球,自尿道口向外向
     后旋转擦拭尿道口、龟头及包皮。一个棉球限用一次,消毒方向不折返。
     污染棉球及镊子丢弃至盛放废弃物的治疗巾内。继续用左手提起阴茎,以
     插入导尿管

20. 插管

   a. 女性患者:用血管钳夹持已润滑的导管前端,对准尿道口轻轻插入 4 ~
     6cm。可能会遇到轻微阻力,嘱患者张口呼吸,放松括约肌。见尿液流出
     再插入 2 ~ 3cm

注:如果导尿管误插入阴道,暂时不要拔出;请同事再取一根新的导尿管,重复
无菌插管过程,成功插入导尿管后再拔出误入阴道的导管

   b. 男性患者:用血管钳夹持已润滑的导管前端,对准尿道口轻轻插入 20 ~
     22 cm。尿管到达前列腺括约肌时,可能会遇到轻微阻力,嘱患者张口呼
     吸,暂停等到括约肌放松。见尿液流出再插入 3 ~ 5 cm　　　**(待续)**

图 5.2（续）

21. 如需作尿培养,用无菌标本瓶接取,盖好瓶盖

22. 缓慢向气囊充气。如果充气时有阻力或者患者抱怨疼痛,应放气并将导管轻轻推入一些,然后再尝试充气

23. 替代未割的包皮

24. 将注射器从导管尾端脱下冲洗

25. 轻拉导尿管有阻力感,即证实导尿管固定于膀胱内

26. 将引流管和集尿袋连接至导尿管。有些导尿包内引流管已经连接至导尿管

27. 将 stat - lock(导管固定器)固定在患者大腿内侧,稍微松动一些,避免牵拉;如果没有 stat - lock,则使用胶布和(或)粘贴有尼龙搭扣的牵拉带固定导管

28. 将集尿袋固定在地面以上、膀胱以下的位置;集尿袋的位置要始终低于膀胱

29. 撤下孔巾,擦净外阴

30. 合理处置废弃物,脱下手套,洗手

31. 将患者置于舒适安全的体位

32. 记录操作日期、时间、患者反应、健康教育情况以及尿液的量、颜色、清晰度和气味等

　　注:插导尿管时缓慢轻柔,切忌过快过猛。如果插管过程中持续有阻力或患者持续疼痛,应暂停操作,向主管护师和医生寻求协助

(Adapted from Catheterization, female, 2010; Catheterizing the female & male urinary bladder, 2010; Chenoweth, 2010; Female catheters cause trauma in males, 2010; Heiserman, 2008; Parkland Health & Hospital System, 2009.)

　　医生或护士可能会要求在插导尿管前使用膀胱扫描仪检测患者膀胱内的尿量。该检查是无创的,而且仅需几分钟完成。膀胱扫描仪与超声非常相似,操作简单,几分钟培训即可掌握;可由注册护士进行,而且测量结果十分准确。大多数医院都有该仪器。

　　为留置导尿患者提供会阴护理时,应从尿道口开始,自上而下、由内向外清洁。及时擦干。切勿使用沾了氯己定溶液的纸巾擦洗会阴部,可能会引起过强刺激。

　　关于导尿管可以留置多久、何时需要更换,以及其插管、护理和拔管的记录要求等,请参照医院相关规定。

第6章

患者营养

简介

ICU 内的患者经常有多项复杂的护理诊断,此时,患者的营养需求可能会被忽略。但是,营养状态应该在住院后的 24~36 小时内确定,如果需要,应即刻开始营养支持。

本章学习内容:

1. 营养不良引起的并发症;
2. 如何评估和监测营养状态;
3. 肠内营养和肠外营养要点;
4. 与患者营养相关的常见并发症的处理方法。

ICU 患者营养的重要性

食物摄入减少、消化功能改变、呕吐、腹泻、创伤、发烧、慢性疾病、全身炎症反应综合征(SIRS)、身体成分或血清化学物的改变和败血症都会引起营养摄入不足或代谢加快,从而导致营养不良。营养不良会增加患者感染的风险、减慢伤口愈合、增加压疮风险、自主呼吸功能减弱、发生谵妄、损害器官功能、导致肌肉萎缩、血小板减少、贫血和免疫力下降。这些风险因素和潜在的护理诊断会引发更多的问题,包括住院时间延长和恢复/康复时间延长等。

快速阅读

联合委员会要求对每一名住院患者,包括 ICU 的患者,进行营养筛查。

经口摄入是患者摄取营养的最佳方式,但是有些时候,却无法做到。美国肠外肠内营养学会(ASPEN)及一些其他研究都建议患者入院后或手术结束后 36 小时内,即开始不同形式的营养支持(Foreman 等,2010 年)。早期开展营养治疗可以降低感染风险,改善患者预后,这一点已经得到了广泛的认可。

评估和监测营养状态

营养评估是入院评估的一部分,需通过营养筛查工具来完成。筛查工具有很多种,为了进行个体化评估,不同医院、不同病房、不同患者使用的工具各不相同。营养评估包括很多项目,例如身高、体重、体重指数、实验室检查数据、口腔健康评估、用药回顾、过往及现在的营养摄入状态、液体状态和现在的能量需求状况等。

这些评估通常由护士完成,也可由医生和(或)营养师来做。应该让患者及其家属、交叉学科团队都参与,包括护士、医生、药师、营养专家和(或)注册营养师、职业治疗师和言语病理学家等。

没有一种单一的方法可以完全确定患者的营养状态,所以需要完成几项工作以得到最准确的评估结果。营养师或医生经常使用预估方程式,通过患者的每分通气量、体表面积、年龄、体温以及一些其他的数值估算出患者的能量消耗值。某些实验室检查,如血清白蛋白(正常值:3.4~5.4 g/dL)、前白蛋白(正常值:15~35 mg/dL)、转铁蛋白(正常值:>200 mg/dL)、血红蛋白(正常值:男性 13~18 mg/dL;女性 12~16 mg/dL)、总淋巴细胞计数(正常值:>1500/mm^3)、24 小时尿肌酐和 24 小时尿素氮等可作为评估营养状况的指标。

氮平衡是一个经常计算的决定因素,需要监测蛋白摄入量。人体测量指标,如肱三头肌皮褶厚度和上臂围等也可用于估计营养状况。其他需要每天监测的营养状况指标包括对肠内营养的耐受性、伤口愈合情况、有无感染、血钾、血镁、血磷和自主呼吸功能情况(如果可以停用呼吸机)等。

口服营养补充

重症监护室的患者如果胃肠道功能正常,医嘱没有要求禁食水,而且患者可以耐受口服进食和饮水,那么最好选择经口摄入营养。患者也更喜欢这种方式,他们认为这样更正常也更健康。

重症监护医疗团队应该鼓励患者不要局限于正常进餐时间,当他们感到饥饿或口渴时随时进食,如果需要,则进行协助。

以下是一些优化 ICU 患者饮食的准则：

- 必要时咨询职业治疗师或言语治疗师。
- 通过以下方式保持房间干净整洁：
   a. 在饭前清洁房间；
   b. 保持垃圾桶清洁；及时倾倒垃圾；
   c. 及时换下脏床单；
   d. 保持小便器/便盆清洁；及时冲洗。
- 餐前如厕并洗手。
- 鼓励和协助患者保持口腔卫生。
- 在进餐前休息 30 分钟（不要进行康复训练等）。
- 患者进餐时尽量不要打扰。
- 要求探视人员等待患者进餐后再探视。
- 呼吸急促的患者最好少吃多餐。
- 根据患者当前的营养需求和胃口提供食物和饮品。
- 将患者摆放到舒适的体位，并防止误吸。
- 将食物托盘及任何其他需要的物品放在患者能够到的范围内。
- 将呼叫按铃放在患者能够到的位置。
- 必要时留在床旁，协助患者进食。
- 必要时允许家属/护理员留在床旁进行协助。
- 进餐时不要催促患者。
- 对患者及其家属进行健康教育，告知其充足的营养摄入的重要性。

（Adapted from Foreman et al. , 2010；Nettina, 2010；Stillwell, 2006；Ukleja et al. , 2010. ）

　　如果患者能够经口摄入，但是需要额外的营养支持，通常会使用工业制备的营养液。这些"奶昔"提供额外的能量、蛋白质、碳水化合物、脂肪、维生素和矿物质。这些口服补充剂一般需要医生下医嘱,建议在使用前咨询营养师。

===== 快速阅读 =====

　　补充性营养液应该常温摄入,患者最好啜饮。用营养液服用口服药可以保证患者确实已经饮用营养液。对患者及其家属进行健康教育,告知其饮用补充性营养液的重要性,是增加患者依从性的关键。

肠内营养

　　当患者由于身体不适、医嘱要求禁食水或其他原因而不能口服进食时,必须启动营养支持。肠内营养(EN)将包含营养物质,如蛋白质、碳水化合物、脂肪、维生素和矿物质的营养制剂通过导管或经皮(造口)直接注入患者的胃、十二指肠或空肠。有许多种肠内营养制剂,其成分各不相同,分别用于特定的患者群体。但是目前还没有研究显示这些特殊营养制剂比普通营养制剂更有效。

　　肠内营养的营养制剂一般以最小速度开始,随着耐受性增强,不断加速达到医生或营养师指定的速度。各医院对"耐受"的定义不同,但一般指的是没有恶心、腹部绞痛、腹泻和大便中高食物残渣等。接受肠内营养支持的患者胃肠道功能需正常,而且血流动力学要稳定[即,平均动脉压 > 70 mmHg,心脏指数 > 2.0 L/(min·m^2),氧饱和度 > 95%]。如果使用呼吸机,则能够耐受吸入氧浓度(FIO_2)<60%,呼气末正压(PEEP)≤5cm。

需要短期肠内营养支持的患者一般用鼻饲管,从鼻子插入,直到胃、十二指肠或空肠。鼻饲管尖端放入十二指肠或空肠比放在胃中更好,因为能减少腹胀,更好地维持液体和电解质平衡,而且能降低误吸的风险。为了防止误吸,最好将尖端放置在空肠或越过十二指肠悬韧带处(Wyckoff 等,2009 年),但是这对操作人员的技术水平要求很高。

任何非经手术,如经皮内镜下胃造口术(PEG)放置的肠内营养管,都须行 X 线检查并由医生确认导管位置后,才能开始使用。有许多床旁技术可用于确认插管位置,如肺部听诊和对误吸内容物 pH 值的测定等,但是这些不能作为可靠指征。更多关于肠内营养插管位置的信息请参阅各医院的特殊政策和指导。《利平科特护理实务手册》一书也提供了实用指导。

═══════ 快速阅读 ═══════

接受肠内营养治疗的患者降低误吸风险的措施如下:

- 床头保持抬高30°以上,除非有禁忌证并且主管医生开了医嘱禁止抬高。
- 持续输注营养液,而非推注。
- 利用电子控制泵持续输注营养液。
- 每4小时1次检查大便食物残渣。
- 发生误吸时暂停营养液输注,并重新检查大便食物残渣情况。

- 与主管医生讨论给予甲氧氯普胺以提高胃动力的必要性。
- 密切监测腹胀。

　　肠内营养支持治疗的并发症除了误吸之外,还包括腹泻、大便中高食物残渣、鼻饲管移位或堵塞、便秘、电解质失衡、氮质血症和血糖异常等。预防和处理上述问题的方法见图6.1。所有接受肠内营养支持治疗的患者都要做好口腔护理。

图6.1   预防和处理肠内营养支持治疗并发症的方法

胃管堵塞

- 每4小时1次用30 mL水冲洗胃管
- 给药前和给药后分别用30 mL水冲洗胃管
- 尽量将药物做成液体形态,再给患者服用
- 所有可研磨的药物都进行精细的研磨
- 不要用含糖汽水或果汁冲洗胃管
- 如果胃管已经堵塞,采取以下措施:
  1. 用5~10 mL温开水冲洗胃管
  2. 如果上述方法无效,则用5~10 mL的原味苏打水冲洗
  3. 如果还未开通,则在遵守医院规定的情况下注入胰脂肪酶和碳酸氢钠
  4. 如果仍然无法开通则通知主管医生(准备换管)

腹泻

- 审查患者用药,寻找是否有抗生素类或含山梨醇、镁、磷的药物以及高渗性药物
- 禁用含山梨醇高的药物
- 可以的话,尝试用肠外营养支持方法补充镁和磷等营养
- 高渗药物服用前稀释
- 评估潜在的与吸收不良相关的诊断,并按照主治医生的医嘱开展治疗(如给予胰腺酶)

(待续)

图 6.1(续)

- 注意纤维摄入量,并不断调整。每班至少 1 次,并在需要时随时检查
- 排除难辨梭状芽孢杆菌感染。如果已有感染,则使用抗生素治疗
- 肠内营养支持治疗先以缓慢速度进行,逐渐提升到患者耐受的目标速度
- 使用泵进行持续喂食
- 评估是否有粪便嵌塞,必要时进行清理
- 采取以下措施防止肠内营养制剂被污染:
  1. 处理营养制剂、胃管和相关设备时采取无菌技术
  2. 营养制剂不要悬挂超过 8 小时,除非准备使用的容器或医院规章对此有不同的要求
  3. 每 24 小时更换一次胃管,或按照医院规定的时间更换

便秘

- 评估纤维摄入量,并不断调整。每班至少 1 次,并在需要时随时评估
- 监测液体摄入量,并不断调整。每班至少 1 次,并在需要时随时评估
- 审查患者用药,寻找可能引起便秘的药物。不能服用含铝抗酸剂
- 给予大便软化剂,每班至少 1 次,并在需要时随时使用
- 如果患者病情允许,则鼓励其多活动

大便高食物残渣

- 尽可能少使用麻醉药
- 评估可能导致肠梗阻或肠蠕动减慢的原因,并进行治疗
- 监测血清镁和磷浓度,每班至少 1 次,并在需要时随时检查
- 暂停肠内营养支持治疗,2 小时后或按照医院规定时间重新检查大便食物残渣
- 与主管医生讨论给予甲氧氯普胺的必要性

电解质失衡

- 低钾血症
  1. 监测血糖水平并进行治疗
  2. 按需给予补钾营养液　　　　　**(待续)**

图6.1(续)

- 高钾血症
  1. 肾衰竭患者减少含钾肠内营养制剂的输注
  2. 按需给予钾黏合剂
- 低钠血症
  1. 限制液体摄入量
- 高钠血症
  1. 评估额外损失水分
  2. 增加蒸馏水冲洗
- 低磷血症
  1. 监测血糖水平并进行治疗
  2. 按需给予补磷营养液
- 低镁血症
  1. 评估酒精中毒体征/症状
  2. 按需给予补镁营养液
- 高镁血症
  1. 肾衰竭患者减少含镁肠内营养制剂的输注
  2. 监测并纠正酸中毒
- 低钙血症
  1. 审查患者用药,寻找是否有消耗钙离子的药物
  2. 按需给予补钙营养液
  3. 监测并按需纠正低白蛋白水平
  4. 评估维生素D摄入量,并按需补充
- 高钙血症
  1. 肾衰竭患者减少含钙肠内营养制剂的输注
  2. 如果患者病情允许,则鼓励其下床活动
  3. 评估维生素D摄入量,必要时减少摄入

(待续)

图6.1（续）

氮血症

• 改用蛋白含量低的肠内营养制剂

• 评估消化道出血

低血糖

• 监测血糖,不断按需调整胰岛素用量

• 保持警惕,避免肠内营养支持突然中断

高血糖

• 监测血糖,按需注射胰岛素

• 评估压力加大的体征/症状,帮助患者缓解压力

• 评估感染体征/症状,合理使用抗生素

• 回顾患者用药,检查是否有类固醇药物

• 回顾患者既往病史,查看是否有糖尿病史

• 减慢肠内营养输注速度

• 可以的话,去除其他液体中的葡萄糖成分

• 监测钾浓度,发现异常及时纠正。每班至少检查一次,并在需要时随时检测。

注:其中一些指导也适用于肠外营养。某些护理措施需要主管医生下医嘱才能执行。在实施前要咨询主管医生、营养师和医疗团队的其他成员。

（Adapted from Foreman et al. , 2010；Nettina, 2010；Ross, 2010；Stillwell, 2006, Ukleja et al. , 2010, Wyckoff et al. , 2009.）

肠外营养

肠外营养（PN）,又叫全胃肠外营养（TPN）,是经静脉途径供应包含水、葡萄糖、蛋白质、电解质、碳水化合物、脂类、药物（如 H2 受体拮抗剂和胰岛素）、维生素和矿物质等成分的溶液作为营养支持的方法。当患者无法耐受口服进食或肠内营养,或者患者病情不稳,或者口服进食/肠内营养无法满足患者的代

谢需求时,就需要进行肠外营养支持。

───══════ **快速阅读** ══════───

肠外营养与肠内营养相比,患者感染风险及医疗费用都高出 4~5 倍。因此,条件允许时应尽可能采取肠内营养,因为它的感染风险低,能帮助维持正常的胃肠道功能,可预防肝胆疾病,而且一般营养比较全面,花费也少很多。

肠外营养可经周围静脉给予(PPN),但是所用静脉必需粗大,至少足以插入#18 规格的周围静脉导管,以应对溶液的高渗透压浓度。经周围静脉肠外营养制剂的葡萄糖含量不到 10%,且仅适用于需要短期肠外营养的患者。

肠外营养一般是经中心静脉给予,导管尖端置于腔静脉中。危重患者代谢需求增加,其肠外营养制剂的葡萄糖含量需超过 10%,也需要一些其他营养。这些溶液的渗透压浓度过高,不宜采用外周静脉途径输注。肠外营养在使用之前应该行 X 线检查确定导管位置。

患者接受肠外营养时应该使用多腔导管,其中一个通路专门用于肠外营养。如果无法做到分通路使用,则在输入其他液体或药物时暂停肠外营养。在暂停肠外营养后、开始输入其他液体前必须用至少 10 mL 生理盐水冲洗接头和管腔。治疗结束后,重新开始输入肠外营养制剂前再用 10 mL 生理盐水冲洗。使用前要根据医院的感染控制规定采用无菌技术消毒中心静脉导管接头。

肠外营养支持治疗中常规使用 0.22 μm 过滤器,如果含有脂肪乳,则使用 1.2 μm 过滤器。过滤器和管道应该每 24 小时更换一次。

接受肠外营养的患者与接受肠内营养的患者相比,发生并发症的风险较高,例如感染、肠道细菌移位、血容量过高、高渗性多尿、贫血、肠萎缩、消化道出血、电解质失衡和免疫系统疾病等。其中最常见的是导管相关性血流感染。导管置管、护理和使用过程中,必须严格无菌操作,以减少感染的发生率。白细胞计数升高、血培养呈阳性的患者需要给予抗生素,而且通常需要更换中心静脉置管位置。

预防肠外营养相关的并发症需要密切监测患者的实验室检查结果,并与医疗团队紧密合作,积极纠正异常项。肠外营养患者经常出现高血糖,需要使用胰岛素治疗,必要时将其他静脉液体中的葡萄糖成分去除。电解质失衡可通过改变肠外营养制剂的配方和补充剂来纠正。肝酶升高可通过改变肠外营养液配方和输入时间来降低。

血容量过高的确定需要评估每日体重变化、总的摄入量/排出量、中心静脉压(CVP)的变化、呼吸音和是否有外周水肿。可使用利尿剂或减少总的液体摄入量来治疗。高渗性多尿可通过降低静脉液体和肠外营养制剂的浓度或增加总的液体摄入量来治疗。可通过监测每天的体重变化、摄入量和排出量以及中心静脉压来确定是否存在高渗性多尿。

鼓励患者尽可能地口服进食,下床行走或进行其他活动,这些能帮助降低肠萎缩和消化道出血的风险。接受肠外营养治疗的患者都要做好口腔护理。

第7章

无菌区域、操作前患者准备和意识镇静

简介

重症监护环境要求护士具备随机应变的能力。ICU的护理操作就如其患者、医生和病情一样复杂,使得ICU护理实践非常具有挑战性,同时也非常有意义。许多床旁操作都要求采用无菌技术,其中,建立和保持无菌区域是必不可少的一项。

在操作、手术、转运、输血前的患者准备工作中,知情同意书和患者教育首当其冲。ICU内的许多操作都会需要意识镇静,所以针对如何在实施这一精细任务的同时保证患者安全有着非常严格的指导原则。

本章学习内容：

1. 无菌技术的定义；

2. 如何建立和保持无菌区域；

3. 知情同意书、操作前患者教育和准备工作；

4. 实施操作镇静的指导原则。

无菌技术

虽然技术不断提高，并实施严格的感染控制制度，但是手术部位感染仍然是美国最常见的感染之一。这些潜在致命感染能引发严重的并发症，导致住院时间延长，医疗费用增加。因此，每个护士都有责任强化无菌意识，提高无菌操作能力，尽量避免感染。

无菌指的是"没有微生物"，或通俗地说："没有病菌"。无菌技术包括防止病原微生物侵入机体某一区域（如患者胸部），引发感染。在术前、术中及其他操作中要求无菌技术，内容包括洗手、外科刷手、手术屏障（如无菌巾）、患者准备、无菌区域和为患者及医护人员维持安全的操作环境等许多步骤，能阻断与病原微生物、血液和体液的接触，在保护患者的同时也为医务人员提供了保护措施。

准备无菌操作前应先备好操作所需的所有物品，然后使用两种身份识别方法核对患者，并确认知情同意书已签。告知患者操作步骤。如果医嘱要求操作前使用抗生素，则要确保已给患者用药。医嘱经常要求在术前30分钟或接入手术室前30分钟给药。用专用肥皂洗手，并充分干燥。

现在手术部位的准备已不再剃毛备皮,因为剃毛时形成的划痕和擦伤已被证明是细菌繁殖地和可能的感染入侵部位。如果需要的话,可用推剪修整操作区域的毛发。

手术部位必须保持清洁干燥。使用抗微生物肥皂(一般是氯己定或碘附)擦洗手术部位和周围区域,戴无菌手套,用镊子夹棉球从手术区中心部向四周涂擦。

穿戴鞋套和手术帽,把所有头发都塞进手术帽,摘下饰品和其他悬挂物(如胸牌),戴口罩和防护眼镜/护目镜。

所有参与无菌操作的医务人员在穿戴无菌手套或无菌个人防护装备(PPE)前必须进行外科刷手。使用抗菌皂液从前臂到指尖充分清洗,整个过程 3~5 分钟。刷洗过程中双手保持在肘部以下,防止已消毒部位被污染。充分干燥,以减少细菌。如果可能的话使用带脚踏板的水池,不要因为关闭水龙头而污染已消毒的手。干燥以后保持双手在肘部以上。

刷手后,在一个清洁或无菌区域穿戴无菌手术衣和无菌手套,以降低感染风险,不能在手术无菌区穿戴。有些操作需要戴双层手套,以降低接触血液和体液的风险。在进行操作准备前参阅医院的相关规定。

无菌区域

在患者身上和支架或托盘上铺无菌巾,以放置无菌物品、设备和仪器。并在手术野周围铺无菌巾,暴露无菌区。一旦铺好,不可移动,以减少感染。无菌区外围 1 英寸(约 2.54 cm)应视为非无菌区。

如果可能,在操作过程中应有一个刷手团队和一个未刷手团队同时协助医生操作,并保持无菌区的无菌性。图7.1列出了建立和保持无菌区域的相关准则。

图7.1 建立和保持无菌区域的操作原则

- 上呼吸道感染/感冒的医务人员不得参与无菌操作
- 无菌手术衣前侧胸部水平到操作区水平都应保持无菌
- 手术衣袖口直到肘以上约5 cm,应全方位保持无菌
- 手术衣后侧属于非无菌区,已刷手的医护人员禁止背对无菌区域
- 不要过度强拉手术衣袖,以免露出袖口;衣袖长度应该足以覆盖手背
- 已刷手的医护人员必须把手放在身前、腰部以上,不能触摸脸部
- 手套污染后及时更换新的
- 已刷手的医护人员要靠近无菌区域
- 未刷手的医护人员应面对无菌区,不能靠得太近,并禁止从两个无菌区域之间穿梭
- 尽量少说话
- 无菌物品不可放置在打开的门或窗户附近
- 在使用前再准备无菌托盘,并观察可能的污染
- 设备的顶部、底部和侧面必须用无菌治疗巾覆盖
- 只有无菌用物和设备等才可接触无菌区
- 用物或设备离开无菌区时必须用无菌治疗巾覆盖
- 尽量避免传递无菌治疗巾,以免搅动空气中尘埃微粒
- 手术区域铺无菌手术巾,预防感染
- 治疗巾以下的平面均被视为非无菌区
- 所有用物在放入无菌区前都要检查其是否无菌
- 打开无菌包时:
  1. 先打开远离身体侧的包布一角
  2. 再打开左右两角
  3. 最后打开近身侧一角
  4. 固定四角   (待续)

图7.1(续)

5. 将用物递给已刷手的团队成员,或放到无菌区
- 将尖锐或较重的用物递给已刷手的团队成员
- 传递物品时选择正确方式,避免非无菌的人或物品跨越无菌区
- 将溶液倒入贴无菌标签的杯中;杯子放在刷手人员身旁、靠近无菌区边缘处,而不能放置在污染区;小心操作,避免液体飞溅或溢出;丢弃多余的液体
- 怀疑无菌物品被污染应立即更换
- 无菌区被污染时要即刻重建,除非患者安全状况不允许

(Adapted from Alspach, 2006; Aseptic technique and the sterile field, 2005; Hauswirth & Sherk, 2010; Infection, asepsis, and sterile techniques, 2010; Introduction to sterile technique, 2010; Nettina, 2010; Recommended practices for maintaining a sterile field, 2006.)

知情同意书

实施操作、手术、转院、试验性/调查性治疗或输血前必须取得患者签字的知情同意书。它被认为是经过谈话之后,患者和医生之间达成的协议。

═══ **快速阅读** ═══

在谈话过程中,医生与患者讨论以下事项:
- 谁将实施这一操作;医生的身份。
- 拟行操作的特殊性。
- 操作的益处和风险。
- 其他的治疗选择。
- 操作过程中的疼痛控制或麻醉。

谈话应在给予任何镇静药物前进行。然后,当患者的所有问题得到满意的回答后,患者应签署知情同意书。这一文件证明医生已经和患者谈话,并就此项操作达成一致。可能需要一名护士作为见证人参与签署过程。

如果患者因身体或精神原因无行为能力,不能签署知情同意书,可由其法定监护人、医疗行为代理人或近亲签署。理想情况是,患者有生前预嘱或指定的医疗行为代理人。如果没有,则由以下人员按照优先顺序签署知情同意书:

1. 配偶;

2. 成年子女;

3. 父母;

4. 兄弟姐妹;

5. 代理人。

如果没有亲属或法定监护人,可由两名医师指示,由于患者病情危急,必须进行此项操作。

如果患者是未成年人,以上准则可能略有调整。必须遵循医院的特定方案。如果患者不能签署知情同意书,则需记录原因。

知情同意书应明确列出以下内容:

• 患者身份。

• 操作/手术、血液制品的名称等:

  a. 语言尽量通俗;

  b. 不可使用缩写。

• 实际操作医生的姓名。

• 声明已对其他治疗选择进行讨论。

- 声明已对本操作的益处、风险和可能的不良反应进行讨论。
- 疼痛控制和(或)麻醉授权书。
- 标本如何处置。
- 任何特殊情况或注意事项。
- 患者或医疗行为代理人的签名和日期。
- 医生签名和日期。
- 见证人的签名和日期。

━━━━━ 快速阅读 ━━━━━

如果患者拒绝治疗或输血,同样需要其在知情同意书上签字,病历上也要进行记录。

操作前患者准备

患者教育

患者健康教育是护理工作的一项重要内容。在 ICU 内,健康教育始终贯穿,而且对家属的教育与对患者的教育一样重要。如果可能,应进行关于操作前准备事项、实际操作过程、操作后预期、活动(如诱发性肺活量训练)和恢复等方面的教育。

应根据患者及其家属的理解水平,采取多种方式,如口头、示范和视听技术等,进行健康教育。术前患者教育应包含以下内容:

- 文化/宗教习俗。

- 可能需要的翻译人员、牧师和其他医疗团队成员。
- 最好亲属在场。
- 操作前解释准备事项。
- 患者在手术/检查/用药过程中可能出现的情况。
- 关于术后环境及设备的描述(如呼吸机、胸导管)。
- 操作大概开始的时间。
- 大概的操作时长。
- 探视人员等待区的位置。
- 探视时间。
- 预计住院和随访时长。
- 患者及其家属在术后护理和恢复。

基本的患者准备

在进行护理操作、手术或输血前,护士应遵照医院规定完成患者准备工作,一些基本的准备步骤首先要完成,包括:
- 使用两种身份识别方法核对患者。
- 确认知情同意书已签。
- 确认患者是否对药物过敏。
- 确保术前用药已服。
- 确认手术部位已被正确标记。
- 确认已禁食。
- 患者脱掉所有衣服,仅着手术衣。
- 已完成必要的备皮工作。
- 取出义齿并妥善保存。
- 取下眼镜、通讯设备并妥善保存。

- 取下饰品并妥善保存。
- 患者已排空尿液或遵医嘱留置导尿管。

操作镇静

操作镇静分为 3 种:

1. 小剂量药物镇静:意识和运动功能可能减弱,但是患者能对口头指令做出反应。呼吸和心血管功能正常。

2. 中等剂量药物镇静:意识和运动功能减弱。患者可能对口头指令做出反应,也可能需要口头指令加轻微的触觉刺激才能做出反应。呼吸和心血管功能应该是正常的。此类镇静一般被称为意识镇静。

3. 大剂量药物镇静:患者需要疼痛刺激或多重刺激才能被唤醒。呼吸功能可能受抑制;不过,心血管功能应该是正常的。此类镇静被认为是监测麻醉,由医生或认证注册护士麻醉师(CRNA)实施。

关于操作镇静应由谁、如何实施,各州及其不同医院的规定不一样。一些州立护士委员会(SBN)制定了相关准则,而一些州没有。详情请参阅州立护士委员会和医院规定。

一些床旁手术,如中心静脉置管或胸腔穿刺置管术,需要护士做意识镇静诱导。医生也会在场。在实施意识镇静前必须完成以下工作。

1. 必须进行术前评估,注意以下事项:

a. 生命体征的基准值,包括氧饱和度;

b. 药物过敏史;

c. 气道评估;

d. 有无呼吸系统疾病或困难气道病史；

e. 有无镇静/麻醉困难病史；

f. 上次经口摄入的时间和食物；

g. 目前在用药物；

h. 酗酒/吸毒史；

i. 疼痛；

j. 是否怀孕；

k. 有无器官功能异常。

2. 使用两种身份识别方法核对患者。

3. 确认知情同意书已签。

4. 向患者/家属解释说明，取得合作。

5. 吸氧：鼻导管和面罩。

6. 床旁备急救设备：

a. 吸引装置和正常工作的吸引器；

b. 人工气道：合适尺寸的口/鼻咽通气管；

c. 急救车和除颤仪。

7. 遵医嘱在床旁备合适剂量的镇静药物。

8. 床旁备合适剂量的逆转药物。

9. 确保静脉通路畅通。

核对手术名称及手术部位，执行"术前暂休"核对（即所有参与手术的医护人员都停下手中的工作，共同完成最后的患者确认工作）

（Adapted from Alspach, 2006; Consent Titles for Cath Lab Patients, 2010; Nettina, 2010.）

手术过程中要密切监测患者的呼吸状态和生命体征，必要时监测血流动力学。经常使用镇静评分表,如成年患者 Ramsay 评分或 RASS 评分等,进行镇静评分并记录。这些评分表对患者的反应、镇静、躁动和活动情况进行评分。滴定给药,直到达到所需的效果,同时维持患者的生命体征和呼吸平稳。手术结束、不再需要镇静后,应遵照医院规定继续监测患者,并完成相应的记录工作。

===== 快速阅读 =====

　　有许多药物可用于意识镇静,如地西泮(安定)、咪达唑仑,芬太尼、吗啡、哌替啶(杜冷丁)等,偶尔也会用酮咯酸。纳洛酮和氟马西尼是逆转药物,在操作镇静过程中应放在床旁备用。医生也可能下医嘱要求给予其他药物。

　　所有药物在给药前都要核对。并非所有的州立护士委员会和医疗机构都允许注册护士给予镇静药物。

　　除了手术患者外,ICU 也经常需要对焦虑、躁动、疼痛和谵妄的患者进行镇静。对此类患者同样需要重视评估、给药和紧急准备工作。其镇静评分表与操作镇静类似,所用药物也经常相同。应采用医院批准的量表进行疼痛和谵妄评估。

第8章

隔离防护和个人防护装备

简介

ICU收治多种类型的患者,他们存在各种各样的健康问题,包括感染。这些患者因其基础疾病导致免疫力下降,获得院内感染的风险增加。研究显示,在大多数医院中,虽然ICU的病床数只占院内所有病床的极小的部分,但其院内获得性感染(HAI)病例却占总数的20%。烧伤面积大于30%的患者,院内获得性感染的风险尤其高。

因此,讨论隔离防护和个人防护装备(PPE)的问题就显得格外重要。这些措施对于保护医务人员以及患者都至关重要,能帮助预防感染,如肺结核、肝炎、艰难梭菌和金黄色葡萄球菌感染等。

本章学习内容:

1. 隔离防护的分类和相关准则;

2. 个人防护装备的分类和相关使用指导;

3. 针刺伤的预防。

隔 离 防 护

保护患者和医务工作者,预防感染的传播需要整个医疗界的重视,从医院管理层到清洁人员。联合委员会曾发布指南"Standard and Transmission-Based Isolation Precautions",用于指导医院预防感染、保护患者。世界卫生组织曾发布一项倡议,称为"Hand Hygiene in Health Care",其内容手部卫生是许多种隔离方式的重要组成部分。这两个指南都包含许多步骤、用物和设备。

医疗机构应对其工作人员进行感染预防实践的教育和培训,提供所需的防护装备,并进行技术控制。

有研究表明,对感染预防措施的依从性与护士/患者比率成正比。医院应尽可能配备足够的护士及支持人员,以最大限度地提高依从性。医院机构提供适当的教育、培训、技术支持、物资和设备之后,预防措施的实施和个人防护设备的使用则取决于工作人员自身。

有多种病原体可引发感染,包括细菌、病毒、真菌、寄生虫和朊病毒等。其传播途径包括:

- 接触传播(直接或间接);
- 飞沫传播;
- 空气传播;
- 血液传播。

接触是最常见的病原体传播途径,可细分为两种:直接接触传播和间接接触传播。

直接接触传播指病原体从传染源无需媒介物直接传播至易感者。间接接触传播指间接接触了被污染的人或物品所造成的传播。例如,一名护士在护理艰难梭菌感染患者过程中,虽然未被传染,但其手被污染,其他患者可能因为接触该护士的手而致病。

飞沫传播发生于呼吸道飞沫的短距离直径大于 5 μm 的传播,其内含有感染性微生物,如流感病毒。距离超过 3 英尺(1英尺约 0.3 m)时,飞沫一般不会致病。

宿主咳嗽、打喷嚏、说话时,或吸痰及插管过程中均可产生飞沫。这些飞沫可直接接触易感者的黏膜组织,或通过其他方式直接或间接接触易感者。

空气传播指含有致病菌的细小颗粒的传播。这些颗粒传播距离远,且在空气中存留的时间较长。肺结核是通过这种方式传播的。

血液传播发生于含有病原体的血液与易感组织接触时,例如,护士被污染的针头刺伤时。B 型肝炎是一种血液传播疾病。

预防措施由潜在病原体的传播方式决定,分为两类:

• 标准预防措施:用于所有患者
• 基于传播方式的预防措施:基于可能的病原体

基于传播方式的预防措施包含标准预防措施和手部卫生。

——————————— 快速阅读 ———————————

　　"隔离防护"实际上是一个过时的词语,美国疾病控制与预防中心(CDC)现在使用"预防措施"指代感染源传播的预防(2007 年)。

基于传播方式的预防措施,应在患者表现出潜在感染症状时即开始实施,因为微生物的实验室鉴定或确认需要几天的时间。应尽快向医院的感染控制护士或其他专业人员咨询。

所有的医务人员、患者、家属以及探视人员都需要执行手部卫生,包括常规洗手或用含酒精的免洗洗手液消毒(手上未见明显的污垢时)。

标准预防措施

所有的患者都需采取标准预防措施。根据美国疾病控制与预防中心的定义,"标准预防措施包含防止与医疗行为相关的患者与医务人员之间的感染源传播的主要策略"(2007 年)。这一定义得到了一些其他组织的认可和响应。

理解并在每一项护理工作中执行标准预防措施非常重要。根据血液、体液、分泌物和排泄物暴露风险水平,应相应地穿戴手套、隔离衣、口罩、护目镜等。标准预防措施也包括呼吸道卫生、安全注射操作和在腰椎穿刺过程中戴口罩等。

根据标准预防措施指南,在接触患者血液、体液、分泌物、排泄物或可能已污染的物品后应执行手部卫生;脱下手套后即刻进行;并在接触下一位患者前进行。

当接触血液、体液、分泌物、排泄物、已污染物品、皮肤黏膜或破损皮肤时应戴手套。

当衣服/暴露的皮肤可能接触到血液、体液、分泌物和排泄物时应穿隔离衣。

当操作过程中可能出现血液、体液、分泌物飞溅时应戴口罩、护目镜或防护面罩。吸痰和插管时呼吸道分泌物暴露的风险较高,因此在执行这些操作时,强烈建议戴口罩、护目镜或防护面罩。

======== 快速阅读 ========

　　标准预防措施的重要内容是设备和医院环境。推荐措施包括:

- 处置已污染的设备,防止其污染环境、工作人员或其他患者。
- 遵照制造商规定进行设备消毒。
- 遵照医院规定对护理区域内的电脑、手机等进行消毒。
- 脱掉已污染的衣物,装进洗衣袋。避免摇晃;避免其接触衣服或身体。
- 遵照医院规定,使用经美国环境保护署认证的清洁剂对护理区域内表面进行消毒。

　　预防针刺伤,避免护士暴露于血液传播病原体,是标准预防措施的一个部分。应采取技术控制,并提供安全设备。防护性产品包括可伸缩针、针尖保护鞘、针尖屏蔽式静脉留置针、无针注射系统和塑料采血管等。不要回套针帽,不要弯曲或损坏针,使用耐刺的利器盒。

━━━━━━━━━ **快速阅读** ━━━━━━━━━

　　标准预防措施的其中一项是通过安全注射操作保护患者:
- **采用无菌的一次性针头和注射器。**
- **使用单剂量药物包装。**
- **在所有注射操作中采用无菌技术。**

　　一些感染与腰椎穿刺有关,为了解决此类问题,医疗感染控制实践咨询委员会(The Health Care Infection Control Practices Advisory Committee)建议所有进行脊柱或腰部穿刺的医护人员都应戴口罩(CDC,2007 年)。

　　呼吸道卫生也是标准预防措施的一项内容,且适用于所有进入医院的有呼吸道疾病症状的人,如咳嗽、鼻塞、流鼻涕或呼吸道分泌物增加等。措施包括:
- 对医护人员、患者、家属及探视人员进行教育;
- 张贴用多种语言阐述的详细指导准则;
- 流鼻涕、打喷嚏及咳嗽时用面巾纸,并合理处置;
- 咳嗽的人应戴口罩;
- 采取适当的手部卫生;
- 尽可能与疑似呼吸道感染者保持 3 英尺(1 英尺约 0.3 m)以上的空间距离。

接触隔离

　　接触隔离适用于疑似携带可直接或间接接触传播的感染源

的患者,如腹泻或伤口脓肿患者。除采取标准预防措施外,还应进行接触隔离,包括:
- 患者尽量住单间病房;
- 接触患者时戴手套、穿隔离衣;
- 进入病房时穿戴其他与操作相关的个人防护装备,并在离开病房前都丢弃。

飞沫隔离

飞沫隔离适用于疑似携带可经飞沫传播的感染源的患者,如流感、脑膜炎或腮腺炎患者等。除采取标准预防措施外,还应进行飞沫隔离,包括:
- 患者尽量住单间病房;
- 进入病房时戴口罩;
- 转入或转出病房时,患者戴口罩。

空气隔离

当患者表现出可远距离传播、且在空气中长时间存留的致病菌感染(如肺结核或 SARS)的症状时应采取空气隔离。除采取标准预防措施外,还应进行空气隔离,包括:
- 患者住在空气隔离病房内,如负压室内。每小时换气 6 ~ 12 次,废气排到建筑物外或经高效微粒空气过滤器(HEPA)过滤后再输送回病房。
- 进入病房前穿戴防毒面罩或 N95 口罩或过滤效率更高的口

罩

（Adapted from Siegel 等. , 2007 年）

个人防护装备

个人防护装备是感染控制和隔离防护的一个重要组成部分。合理使用个人防护装备可保护医护人员、患者、家属以及探视人员。

隔离防护适用于医务人员、患者、家属和探视人员。

应在患者病房外张贴基于传播方式的隔离措施的类型标志，并注明穿戴个人防护装备的正确方式。所需的设备和用品应放置在病房入口附近。

手套

手套是一种重要的个人防护装备，其材质有多种，包括乳胶、丁腈、乙烯基等。选择合适的手套非常重要。应根据个人喜好、可能接触的物品的化学属性、乳胶的敏感性和手的尺寸大小，并遵照医院规定选择合适的手套。手套应该是无粉的。

从清洁区进入潜在污染区时，应更换手套。医务人员在接触两个患者之间要更换手套，并执行手部卫生。

穿戴多种个人防护装备时，应该最后戴手套。手套应该紧贴手腕，并覆盖隔离衣的袖口。

手套是一次性的，不可重复使用。一手捏住另一只手套腕部的外面，翻转脱下，再以脱下手套的手插入另一只手套内，将其往下翻转脱下，置于污物桶内。

隔离衣

　　隔离衣是个人防护装备的一种,是否使用隔离衣由预防措施的类型、美国职业安全与健康管理局(OSHA)颁布的血源性病原体预防标准及拟行的护理操作共同决定。隔离衣能避免手臂、身体和衣服暴露于病原体。

　　遵照正确方法脱隔离衣有助于预防污染。隔离衣应在离开患者病房前脱下。脱下手套、护目镜或防护面罩、口罩后,解开隔离衣,从颈部和肩部剥下,将污染面内翻。衣领及衣边卷至中央丢弃。

口罩、护目镜和防护面罩

　　以下情况需要戴口罩、护目镜或防护面罩:
- 基于传播方式的隔离措施指示需要穿戴;
- 有可能发生血液或体液飞溅;
- 存在呼吸道分泌物暴露风险;
- 进行无菌操作时;
- 医务人员认为必要时。

　　这些物品在保护医务人员的眼镜、鼻子和嘴的同时,也避免了患者被医务人员可能携带的病原体感染。美国职业安全与健康管理局也规定应使用这些物品。

　　口罩、护目镜和防护面罩有各种大小、形状、组合和材料。应根据拟行的操作、医院规定和个人喜好合理选择。眼镜不能提供足够的保护,应该加戴其他装备。

　　面部防护装备应在穿隔离衣后、戴手套前戴上。护目镜和面罩应在脱隔离衣前摘下并合理处置。口罩或防毒面罩应在脱隔离衣后、进行手部卫生前摘下。

除非有明确标识,否则一般的口罩或面罩不能被认为是防毒面罩或 N95 口罩。美国职业安全与健康管理局关于此类口罩的使用有多项规定。例如,每个医务人员在参与空气隔离患者的护理前,都必须进行防毒面罩或 N95 口罩适用性的测试。防毒面罩或 N95 口罩的穿戴方式与普通口罩相同,同时需穿戴其他个人防护装备。应在进入空气隔离区前戴上,在脱下隔离衣后摘下。

═══ 快速阅读 ═══

此外,减少病原体暴露的小贴士还包括:

- 工作期间不要触摸自己的嘴巴、鼻子、眼镜和脸等。
- 将患者置于合适体位,避免其分泌物等飞溅到医务人员方向。
- 时刻穿戴合适的个人防护装备。
- 及时进行疫苗接种,如流感疫苗等。
- 脱掉个人防护装备后洗手;每天勤洗手,并鼓励其他人也勤洗手。

被隔离的患者可能会感到羞辱,加上与医护人员、亲属的交流减少,从而出现焦虑和抑郁。应给予患者适当的教育和情感支持,不要歧视患者。

第9章

静脉输液治疗

简介

重症监护护理的两项重要内容是给药和补液,有些障碍可能使完成看似简单的任务有困难。对于插管患者、无意识患者或因其他原因而无法经口摄入的患者,需要采取其他方式给药和补液,其中最有效的途径是静脉注射,如前臂外周静脉留置针(PIV)、经外周静脉置入中心静脉导管(PICC)或中心静脉导管(CVL)。

由于治疗目的和预期结果不同(如补液、扩容和升高血压等),静脉输液治疗的方法也各不相同。

患者自控镇痛(PCA)是 ICU 内一种很好的疼痛管理方法;不过它需要患者本身及一名高度警惕的、受过良好教育培训的护士共同参与。

重症监护护士需要熟练掌握各种类型的静脉输液治疗方法,及其相关的穿刺操作和维护技术,他们也应理解静脉输液疗法如何作为一种工具被用于患者治疗。

本章学习内容：

1. 静脉输液治疗的基础知识；

2. 如何正确穿刺、评估和维护外周静脉通路；

3. 如何维护和监测 PICC 及其他类型的中心静脉导管；

4. 如何经静脉通路给药；

5. 中心静脉导管的置管和拔管。

静脉输液治疗的基础知识

静脉输液治疗可用于多种目的，包括维持体液和电解质平衡，输入药物、血液制品、诊断试剂（如用于 CT 扫描的造影剂）、营养物质，以及用于血流动力学监测等。穿刺点可以是外周静脉也可以是中心静脉。

━━━━━━━━━━━━━ **快速阅读** ━━━━━━━━━━━━━

静脉注射治疗利用渗透、扩散和过滤的原理，输入的液体分为三大类：高渗溶液、低渗溶液和等渗溶液。也可分为晶体液和胶体液。选择液体类型时根据它们的组成成分和对体细胞的影响而定。

低渗溶液的水向体细胞内渗入。常用的低渗溶液是 0.45% 氯化钠注射液（NS）和 0.225% 氯化钠注射液。用于需要透析或利尿治疗的患者，或是糖尿病酮症酸中毒患者。颅内压增高患者和烧伤患者不能输入低渗溶液。

高渗溶液使得水从细胞向外部渗出，能够扩充血容量。高渗溶液包括5%葡萄糖氯化钠注射液、5%葡萄糖+0.45%氯化钠注射液、3%氯化钠注射液、25%人体白蛋白和全胃肠外营养液(TPN)。高渗溶液能够帮助维持血压、增加尿量。输入高渗溶液时必须密切监测患者,以防出现血容量超负荷和肺水肿。

等渗溶液不会引起细胞内水分的变化。静脉输入等渗溶液包括乳酸林格液(LR)、5%葡萄糖注射液(D5 W)、0.9%氯化钠注射液、血浆和5%人体白蛋白。输入等渗溶液时应监测患者,以防出现循环超负荷相关的症状。

静脉输入液体可以是胶体液也可以是晶体液。胶体液含有大分子物质,一般是蛋白质。常用的胶体液包括血液、人体白蛋白和羟乙基淀粉注射液等。胶体液的液体复苏效果明显,尤其是对于危重症患者。

晶体液包括生理盐水、乳酸林格液和一些葡萄糖注射液等。晶体液富含小分子物质,能够快速补充血容量,也可用于液体置换。

━━━━━━ 快速阅读 ━━━━━━

静脉输液治疗的注意事项包括:

- 5%葡萄糖注射液:用于体液丢失患者的补液;多种药物的静脉给药载体:
  - 不可与血液或血液制品同时输入;
  - 水中毒患者禁用。

- 生理盐水：可用于盐水丢失患者补液、输入血液制品，并可用于治疗失血性休克：
  - 禁止用于等渗性容量过剩患者；
  - 监测患者，防止出现液体超负荷。
- 乳酸林格液：用于治疗等渗性缺水，常用于术后患者，可以补充少量电解质丢失和纠正轻度代谢性酸中毒：
  - 禁用于碱中毒患者或肝脏疾病患者。

外周静脉留置针

　　静脉输液治疗常置入外周静脉导管，通常经手、前臂和上臂等静脉丰富的部位穿刺，如手背静脉、贵要静脉、头静脉和肘正中静脉等。一般由护士进行穿刺。虽然这是一项简单操作，但是必须采用无菌技术。不必戴无菌手套，但是穿刺部位需要用氯己定或其他医院规定的消毒液消毒。

　　外周静脉留置针操作要点包括：

- 核对医嘱；
- 确定患者是否有过敏，如果对塑料胶带过敏，则改用纸质或布胶带；
- 选择合适型号的导管/针头；
- 向患者解释说明，取得合作；
- 外周静脉穿刺全程戴手套；
- 遵照医院规定在穿刺前局部涂抹 1% 利多卡因乳膏；须取得患者知情同意；

- 在穿刺部位的上方 2~6 英寸(1 英寸约为 2.54 cm)处扎止血带,以使静脉充盈,便于穿刺;
- 用左手手指触摸可穿刺的静脉;
- 避开条索状和硬化的静脉;
- 针尖斜面向上刺入;
- 一名护士最多尝试穿刺两次;
- 管芯不得重新插入导管;
- 观察是否有回血;
- 用胶布或生物封闭敷料固定静脉导管;
- 在胶布上写明穿刺的日期、时间、型号和英文缩写;
- 静脉输入液体前确定导管各处连接完好;
- 每 4 小时一次评估穿刺部位;
- 每 3 天一次并在需要时随时更换敷料;
- 每 72 小时旋转穿刺部位一次。

(Adapted from Alexander, 2006; Hadaway, 2007; Lee, 2009; Nettina, 2010.)

中心静脉导管

经外周静脉置入中心静脉导管(PICC)

PICC 置管可由医生、放射科医生、高级从业护士或受过专门训练的注册护士来完成。操作过程要采用无菌技术,可以在床旁、手术室或治疗室进行。导管有单腔的也有多腔的,可用于长期静脉输液治疗。一些品牌的导管可以行造影剂的高压注射,强化 CT(参照制造商规定)。

PICC 通常在超声引导下经贵要静脉、肘正中静脉或头静脉穿刺。尖端前进到上腔静脉(SVC)的下三分之一与右心房的入口处。行 X 线检查确认导管位置。如果尖端位于锁骨下或无名静脉,医生可能允许导管的使用,但是禁止用于输入高营养液(全胃肠外营养)。

在穿刺和护理过程中要确认并遵照医院规定。关于 PICC 的注意事项包括:

- 禁止用置管侧手臂测量血压;
- 记录导管的位置和外露长度;
- 每次评估时及输入药物后确认导管外露长度没有变化;
- 通过 PICC 输液或对其进行维护时使用 10 mL 注射器;
- 每次抽血前至少先抽出 5 mL 弃去;
- 每次轮班及抽血、输液、用药和输注全静脉营养液(TNP)前后应及时用 10 mL 生理盐水进行脉冲式冲管;
- 每周 1 次及每次抽血后更换肝素帽;
- 穿刺部位护理时采用无菌技术;
- PICC 穿刺后 24 小时更换敷料;
- 此后每 7 天 1 次并在需要时随时更换敷料;
- 使用生物封闭敷料覆盖,不用 4 英寸 ×4 英寸(1 英寸约2.54 cm)无菌纱布;
- PICC 部分脱落时,不要试图重新插入或移动导管,用免缝胶带固定,覆盖 4 英寸 ×4 英寸无菌纱布,并立即通知医生。

其他中心静脉导管

不同导管的穿刺位置、方式和给药方式各不相同,这些导管经常被称为中心静脉通路装置(VAD),它们的护理与 PICC 类似。下面描述主要区别。

中线导管实际上不是中心静脉导管,而是一种经贵要静脉、头静脉或肘正中静脉等"深外周静脉"穿刺的导管。置于上臂或肘窝。不适用于静脉输入营养液和某些抗生素。

植入式静脉输液泵属于中心静脉导管。输液泵通过手术埋于胸壁皮下。体表没有明显异样,只有一个小的可触摸的凸起。导管尖端置于上腔静脉。输液泵应用 Huber 无损伤针穿刺。如果可以,应用利多卡因/丙胺卡因注射液浸湿纱布,湿敷拟穿刺输液点后再穿刺,以减轻患者疼痛,提高其舒适度。经输液泵输注任何溶液或药物前应先抽血 。如果未能抽出血液,呼叫医生,可能需要做胸部 X 片确认导管位置。敷料每 7 天一次以及在更换针头后并按需随时更换。有些医院要求用 5 mL 肝素盐水冲洗。

隧道式导管和 PICC 类似,但需建立胸壁皮下"隧道"至中心静脉,通常是锁骨下静脉。内管尖端置于上腔静脉。导管约有 4 英寸位于体外。尾端用无针鲁尔锁帽封闭。该操作在手术室完成。常见的隧道式导管包括 Groshong、Hickman 和 Broviac 等,根据医生偏好,设备供给决定哪种类型隧道导管插入有单腔的,也有多腔。Hickman 和 Broviac 导管带涤纶套,位于距皮肤出口 2~3 cm 处,帮助固定导管,并提供屏障、防止感染。Groshong 导管带三通阀,不需要夹闭。置管后第一周内每天更换敷料,此后每 3 天更换一次,直到穿刺点痊愈。暴露在外的导管用胶布在体表固定。

ICU 还有一种类型的中心静脉通路装置,称为 Cordis 导引导管,可用于血流动力学监测,一般置入右侧颈内静脉,是一种大而厚的单腔鞘管,可以插入肺动脉导管。其侧面有一个小的开口,可以接入静脉输液管。需要每 72 小时一次并按需更换敷料。关于肺动脉导管和血流动力学监测的内容会在第 11 章进行详细讨论。

ICU 也经常用到双腔或三腔经皮穿刺中心静脉导管。最常用的穿刺部位是颈内静脉或锁骨下静脉,此外还有股静脉。这些导管用于监测中心静脉压、经静脉心脏起搏、抽血、补液、给药和肠外营养等。需要 72 小时一次并按需更换敷料。

==== 快速阅读 ====

　　中心静脉导管的护理措施包括冲洗、勤评估和更换敷料。此类装置大都是负压的,不使用时需要夹闭。中心静脉导管有许多种类型,确定导管类型后,根据医院规定和具体的操作提供相应的护理。

　　在中心静脉导管置管的准备、协助和插管过程需遵守以下规定:
• 确认知情同意书已签;
• 使用两种身份识别方法核对患者;
• 向患者/家属解释说明,并提供情感支持;
• 修剪穿刺部位的毛发,不要剃除;

- 拔出导丝、插入导管时遵守无菌操作,穿戴手术帽、口罩、护目镜、手术衣等,并使用无菌治疗巾;
- 经锁骨下静脉或颈内静脉穿刺的患者置于头低脚高位;
- 穿刺部位准备完成后、实际置管前更换无菌手套;
- 连接好导引器之后、置入肺动脉导管之前医生或高级护士必须更换无菌手套,并重建无菌区;
- 在穿刺部位贴覆无菌封闭敷料;
- 穿刺后听诊双肺呼吸音;
- 置管成功以后,在注入液体或药物之前,要行胸部 X 线检查,确认导管位置正确。

(Adapted from Alexander, 2007; Chohan & Munden, 2007; Ehlers, 2007; Lee, 2009; Nettina, 2010; Stillwell, 2006; Wyckoff et al. , 2009.)

停用和拔除血管通路装置

　　注册护士可以遵医嘱在床旁拔除血管通路装置。操作步骤如下:

1. 核对医嘱。

2. 使用两种身份识别方法核对患者。

3. 向患者/家属解释说明,并提供情感支持。

4. 如果导管位于颈部,则将患者置于头低脚高位。

5. 要求患者头部转向对侧。

6. 去除敷料并合理处置。

7. 采用无菌技术拆除缝线。

8. 如果需要对血管通路装置的尖端进行培养,应穿戴无菌手套、口罩和手术帽。

9. 快速且平稳地从皮肤中拉出导管。

10. 遇到阻力时停止操作,不可强行拉出。用 4 英寸 × 4 英寸无菌纱布覆盖,并通知医生。

11. 穿刺点加压直到止血。

12. 注意保持导管尖端完好无损,并合理处置废弃导管。

13. 穿刺部位贴覆无菌封闭敷料。

14. 记录操作过程、穿刺部位外观、导管长度和患者耐受情况。

15. 每 24 小时一次并在需要时随时更换敷料、评估穿刺部位,直到痊愈。

(Adapted from Alexander, 2007; Chohan & Munden, 2007; Ehlers, 2007; Lee, 2009; Nettina, 2010; Stillwell, 2006; Wyckoff et al., 2009.)

隧道式导管和植入式静脉输液泵的拔管需由医生、助理医生、高级从业护士或受过专门培训的注册护士操作,一般是在手术室完成。

静脉输液治疗的并发症

静脉输液治疗可能引起多种并发症。穿刺过程、治疗过程或血管通路装置本身都可能引起并发症。而大多数并发症可以通过正确进行穿刺操作、严格遵守无菌技术原则和密切监测患者来预防。预防并发症的护理原则包括:

• 使用浸有抗生素的导管;

- 避免经股静脉穿刺；
- 确认患者的过敏史；
- 审查实验室检查结果,有无白细胞计数或血糖升高；
- 密切监测心电图、血压、体温和血流动力学；
- 勤评估胸痛、呼吸困难和发绀；
- 每 4 小时一次并按需随时评估穿刺点,检查以下内容：
  - 红疹   - 压痛
  - 烧灼痛   - 水肿
  - 皮肤破损   - 瘀斑
  - 渗漏   - 静脉变硬,触之有条索状感
- 如果患者抱怨以下情况,要及时检查评估：
  - 麻木感
  - 针刺感
  - 穿刺点或沿静脉有烧灼感
  - 头痛或背痛
- 尽量减少血管通路；
- 遵照医院规定并按需更换敷料；
- 用氯己定或乙醇擦拭接头(或接口)15 秒,干燥后再接入输液器；
- 遵照医院规定冲洗导管,并更换肝素帽；
- 更换输液器时将患者置于仰卧位；

(Adapted from Alexander, 2006；Hadaway, 2007；Lee, 2009；Nettina, 2010.)

- 禁止经外周静脉留置针输入渗透压 >600 mOsm/L 的溶液/药物；

- 禁止经外周静脉留置针输入 pH 值 <5 或 >9 的溶液/药物;
- 患者抱怨疼痛/烧灼感时,应立即停止注射/输入;
- 怀疑药物渗漏时,应立即停止注射/输入。

═══════ **快速阅读** ═══════

静脉输液治疗可能发生的并发症包括:

- 心律不齐
- 渗出
- 血栓性静脉炎
- 出血
- 空气栓塞
- 血胸/气胸
- 臂丛神经损伤

- 外渗
- 感染
- 血栓形成
- 容量超负荷
- 导管移位、破裂或脱落
- 心脏压塞
- 导管堵塞

对于并发症要对症治疗,例如,可能需要遵医嘱去除血凝块,方法是向导管内滴注阿替普酶。需严格遵照药物使用说明书,然后重新开放导管,完全抽出含有崩解血凝块的溶液。

某些药物渗出或外渗可用酚妥拉明或透明质酸酶治疗。如果怀疑导管相关性血流感染,应立即拔除导管,同时留取导管尖端及血标本进行培养,确认检查结果后给予相应的抗生素治疗。

静脉给药护理指引

安全的静脉给药需要护士熟练掌握相关知识、经验,并时刻保持警惕。护理措施包括:

- 核对确定五个"正确"：正确的药物、正确的患者、正确的给药剂量、正确的给药时间和正确的给药途径；
- 确认患者过敏史；
- 了解可能发生外渗的药物和溶液，包括：
  - 氯化钙
  - 化疗药物
  - 安定
  - 多巴胺
  - 庆大霉素
  - 青霉素
  - 氯化钾
  - 碳酸氢钠
  - 万古霉素
  - 葡萄糖酸钙
  - 葡萄糖
  - 多巴酚丁胺
  - 脂肪乳剂
  - 去甲肾上腺素
  - 苯妥英
  - 异丙酚
  - 全胃肠外营养液
  - 血管加压素
- 如果怀疑药物有问题可以呼叫药房；
- 每次给药前都要评估静脉输液穿刺点有无水肿、静脉条索状改变、疼痛、不适和渗液；
- 遵照制造商规定，使用与药物相容的溶液稀释药物；
- 使用前必须稀释的药物包括：
  - 氢化可的松琥珀酸钠
  - 劳拉西泮
  - 吗啡
  - 异丙嗪
  - 左甲状腺素
  - 哌替啶
  - 苯巴比妥
- 向患者及其家属解释说明渗出的症状/体征；
- 连接静脉输液装置时采用无菌技术，不要污染穿刺点；
- 开始输液前排空管道中的气泡；

- 固定好输液装置各个连接处；
- 必要时使用过滤器；
- 注药前检查回血；
- 发现疼痛、红肿或渗出，立即停止输液/注射；
- 发现并发症要及时通知医生；
- 每 24 小时更换一次输液袋；
- 每 72 小时更换一次输液管和过滤器；
- 输液过程中及输液后监测患者以下情况：
  - 过敏反应
  - 呼吸困难
  - 心电图变化
  - 癫痫
  - 恶心呕吐
  - 皮疹/荨麻疹

(Adapted from Alexander, 2007; Chohan & Munden, 2007; Ehlers, 2007; Hadaway, 2007; Hodgson & Kizior, 2010; Lee, 2009; Nettina, 2010; Stillwell, 2006; Wyckoff et al., 2009.)

患者自控镇痛

意识清醒、可以准确定向并按照指令动作，而且手可以灵活移动的患者可能会采用患者自控镇痛(PCA)技术进行短期疼痛管理。PCA 是治疗术后急性疼痛的一种较理想的方式，不过在治疗过程中也可能会出现问题，护士应该熟练掌握它的使用方式、泵的程控，并合理监测患者，同时准确并及时做好护理记录。

患者自控镇痛泵的给药途径是静脉输液通路，通常是外周静脉留置针，也可能经硬膜外给药。患者感觉疼痛需要用药时，按压启动键即可。常用药物是吗啡、氢吗啡酮和芬太尼。

患者自控镇痛需由医师,经常是麻醉医师下医嘱,由注册护士将药物注入泵内。医嘱需包含药物名称、浓度、负荷量(首次用药剂量)、单次给药剂量、锁定时间(两次单次剂量的间隔时间)和最大用药量(每小时最大剂量)等。

===== 快速阅读 =====

联合委员会建议,病房备镇痛泵,钥匙由护士长保存,患者需使用镇痛泵时向医院药房领药。

一名护士向镇痛泵内注入药物和进行参数设置时,必须有另外一名护士核对医嘱。参数设置改变时,以及转运患者或轮班时也必须由两名护士核对。

确认医嘱和参数设置之后,应向患者及其家属解释说明镇痛泵的使用方式,务必强调,只有患者才可以按压启动键,即使患者睡着了,家属也不可以帮其按键给药。家属可能是出于好意,但是有可能会导致药物过量,引起并发症。

对采取患者自控镇痛技术的患者的持续监测至关重要。

血氧饱和度和(或)二氧化碳浓度结合呼吸状态的护理评估可用于监测通气状况。需频繁地评估血压、心率和疼痛。每隔 2~4 小时一次使用 RASS 镇静评分表等进行镇静程度评分并记录。

如果发现患者病情有变化,应及时通知医生。必要时改变或停止用药。护士应熟知镇静逆转药物,如纳洛酮等。

患者自控镇痛除了可能出现呼吸抑制和过度镇静外,还有一些与所用药物相关的不良反应,常见的有便秘、恶心呕吐和瘙痒等。可通过药物和其他治疗解决这些问题。

第3部分

重症监护设备

第10章

呼吸辅助设备

简介

ICU 患者涉及呼吸系统的疾病有多种。即使基础病变与呼吸无关,其肺功能和呼吸模式也经常受到影响。常见病症,诸如充血性心力衰竭、急性呼吸窘迫综合征、肺水肿、慢性阻塞性肺疾病和哮喘等,其影响常遍及全身。

当以上疾病的病情恶化,患者出现缺氧时,就会需要吸氧支持。可能是简单的鼻导管吸氧,也可能需要气管内插管,甚至是呼吸机。多种因素综合决定患者需要哪种类型的治疗。

本章学习内容:

1. 给氧途径;

2. 插管和拔管的相关技术;

3. 气管内插管和气管切开插管的护理;

4. 机械通气及相关并发症的基本护理要点。

氧气疗法

当患者疾病使其不能充分排出二氧化碳或吸入足够氧气时,他/她就需要给氧及相关的治疗。氧气由传输装置供给,浓度从24%~100%不等。常用的供氧装置包括鼻导管、面罩、经鼻气管内插管或经口气管内插管。这些装置可能通过导管直接与氧气相连,也可能与各种机器连接,如无创正压通气呼吸机或机械通气呼吸机。供氧方式由多种因素决定,包括血氧饱和度(SpO_2)、动脉血气分析(ABG)、呼吸频率、是否有辅助呼吸肌参与呼吸、是否有发绀、精神状态、生命体征、血流动力学以及医生的临床判断。

应选择足以达到治疗效果,而创伤最小的给氧途径。同时针对诱发呼吸功能障碍的基础疾病进行治疗。要勤评估,根据评估结果及时调整给氧和治疗方案。

插管

气管内插管

如果采取无创技术,如鼻导管给氧、面罩给氧、持续气道正压通气(CPAP)或双相气道正压通气(BiPAP),患者病情未见好转时,就需要经鼻或经口行气管内插管。

如果没有禁忌证,最好采用经口插管,因为它出血和鼻窦炎发生风险低,而且插管也更容易。气管内插管能够维持呼吸道畅通,深度吸痰并清除分泌物,降低误吸风险。

═══ **快速阅读** ═══

插管指征的一些常见数值如下:

- 动脉血氧分压(PaO₂) < 50 mmHg,吸入氧浓度 > 60;
- 动脉血氧分压 > 50 mmHg,但 pH 值 < 7.25;
- 呼吸频率 > 35 次/分;
- 肺活量 < 2 × 潮气量(VT)。

在美国的大多数州,气管内插管不在注册护士的职责范围内,不过,护士经常需要协助这一操作。恰当的准备工作能够使得插管更容易。插管所需物品包括:

- 复苏球囊和面罩;
- 喉镜(随时保证亮灯);弯镜(Macintosh)和直镜(Miller);
- 各种型号的带套囊的气管内导管(ETT):6.0、7.0、8.0 和 9.0 mm;
- 管芯;
- 各种型号的口咽通气管;
- 胶布;
- 无菌润滑剂;
- 10 mL 注射器;
- 吸痰装置:正常工作的吸引器、吸痰瓶、引流管、连接管、无菌吸痰管、无菌手套、无菌生理盐水;
- 无菌治疗巾;
- 手套;
- 手术帽、口罩;

- 二氧化碳检测仪；
- 听诊器；
- 遵医嘱准备术中药物。

===== 快速阅读 =====

插管前应完成以下术前准备工作：
- 至少使用两种患者身份识别方法核对患者；
- 非紧急情况下，要确认知情同意书已签；
- 向患者/家属解释说明，取得合作；
- 清除口腔内义齿、血块及分泌物等异物。

医生到达后，提供必要的协助，包括：
- 将患者置于去枕平卧位；
- 组装喉镜和刀片；
- 用10 mL注射器注入5~10 mL空气，检查选定导管的套囊是否漏气；
- 将管芯插入选定的导管，确保管芯远端不超出导管开口；
- 完成"术前暂休"核对；
- 遵医嘱预先给药，包括镇静剂、抗焦虑药物、麻醉剂、肌松药等；
- 如果颈部没有损伤，则使患者头部尽量往后仰；
- 如果怀疑有颈部损伤，则采用抬下颌法；
- 球囊－面罩加压法手动给氧，100% 纯氧2~3分钟；
- 按压环状软骨；
- 成功插管后，将导管与复苏球囊相连，挤压球囊，确保导管不会内滑或外移；

- 往套囊内充气 5～10 mL(内固定);
- 必要时插入口咽通气管(防止咬合);
- 观察胸廓两侧是否均匀抬起;
- 听诊肺部和上腹部;
- 使用二氧化碳检测仪进行监测,多数检测仪在遇二氧化碳后会从紫色变为金色或黄色;
- 注意导管尖端在嘴唇的方位;
- 用胶布固定导管(外固定);
- 遵医嘱行胸部 X 线检查,以确定导管位置;
- 连接呼吸机;
- 和医生确认呼吸机的设置。

(Adapted from Alspach, 2006; Ehlers, 2007; Foreman et al., 2010; Nettina, 2010; Stillwell, 2006; Wyckoff et al., 2009.)

　　成功插管且位置确认无误后,记录气管内插管的类型和导管型号、尖端在嘴唇方位、套囊压力和患者耐受情况。

===== 快速阅读 =====

　　气管内插管相关的并发症包括:误入右侧主支气管、分泌物增多、误吸、肺不张、肺炎、声带溃疡、喉部痉挛/水肿/狭窄、气管局部缺血/坏死/狭窄/扩张、气管食管瘘和无名动脉损伤等。

气管内插管的护理和吸痰

　　气管内插管之后,需要进行导管护理和吸痰。护理要点如下:

- 勤听诊肺部和评估呼吸状态;
- 如果听不到呼吸音,则通知医生;准备行胸部 X 线检查,调整导管位置;
- 评估导管位置和在嘴唇的方位;
- 评估口腔黏膜;
- 按照医院规定的时间间隔,将导管从嘴的一侧移到另一侧,防止口唇压疮;
- 每天 2 次并在需要时随时进行口腔护理;
- 勤滋润嘴唇;
- 按需进行口咽部吸痰;
- 监测导管套囊压力,可使用压力表;
- 确保氧气湿度适宜;
- 如果没有禁忌证,则每 2 小时为患者更换一次体位;
- 记录评估结果、已完成的护理操作、患者耐受性和变化等。

　　吸痰术用于吸出分泌物,以保持呼吸道畅通,可采用一次性吸痰管或密闭式吸痰器,要求无菌操作。采用一次性吸痰管从气管内插管吸痰需要遵循几个步骤,详见图 10.1。双人操作会使得吸痰更容易些,也更能确保无菌操作。如果采用密闭式吸痰器,则遵照制造商和医院规定进行相关操作。

　　吸痰过程中患者咳嗽属于正常现象,但是,如果患者无法耐受这一操作,则停止吸痰。评估患者情况,进行必要的护理。吸痰可能引发一些并发症,如:心律失常、支气管痉挛或喉痉挛、血压升高、血压降低、低氧血症和颅内压(ICP)升高等。

图 10.1　采用一次性吸痰管从气管内插管吸痰的操作步骤

1. 准备物品

   a. 正常成人准备 14 号或 16 号无菌吸痰管

   b. 无菌手套

   c. 无菌治疗巾

   d. 吸引器

   e. 无菌蒸馏水

   f. 与 100% 纯氧相连的复苏球囊

   g. 无菌杯

   h. 无菌水溶性润滑剂

   i. 个人防护装备

2. 洗手,穿戴口罩、帽子等个人防护装备

3. 向患者解释,取得合作

4. 在吸痰过程中及吸痰后密切监测生命体征、血氧饱和度和血流动力学变化

5. 打开吸引器开关,负压吸引压力设置为 80~120 mmHg

6. 连接吸引器,将连接管另一端放在易取的位置

7. 时刻保持无菌操作

8. 根据患者情况取舒适卧位

9. 打开无菌治疗巾,置于患者胸前

10. 在清洁桌面上打开吸痰管;使用内包装作为无菌区

12. 打开无菌杯和无菌蒸馏水,并在杯中倒满水

13. 戴无菌手套,操作手保持无菌

14. 用无菌手取出一根吸痰管,用手指持管

15. 用非无菌手将吸痰管与连接管相连

16. 用非无菌手切断患者供氧,并用人工复苏球囊给予 30 秒的 100% 纯氧

（待续）

图10.1(续)

17. 去除复苏球囊

18. 用无菌手润滑吸痰管

19. 将吸痰管轻松插入气管内导管,直到遇到轻微阻力时,再开始吸痰

20. 将吸痰管拉出 1 cm

21. 撤出吸痰管时连续或间歇吸痰,并旋转向上提拉,每次吸痰时间不超过 10 秒

22. 给予患者高浓度氧 30 秒

23. 导管退出后用无菌蒸馏水冲洗

24. 必要时按照 16 – 21 的步骤再次吸痰

25. 如果分泌物已清理干净,或已连续吸引 4 次,或患者出现不能耐受症状,则停止吸痰

26. 给予患者高浓度氧

27. 重新连接呼吸机或其他供氧设备

28. 进行咽部和口腔吸痰

29. 听诊肺部

30. 必要时为患者变换体位

31. 记录操作过程、痰/分泌物的形态和患者耐受情况

注:参照医院特殊或补充规定。

(Adapted from Alspach, 2006;Ehlers, 2007;Nettina, 2010, Stillwell, 2006.)

气管切开插管

如果经鼻或经口气管内插管有禁忌证,或者无法成功插管,或者患者需要长期留置插管,则可以选择气管切开插管。

气管切开插管一般在手术室操作,但是偶尔也会在其他地方实施。

气管切开导管比气管内导管短一些,可能带套囊,也可能不

带;可能有孔,也可能没有;有些带内管和活瓣。常用尺寸为
5.0、6.0、7.0、8.0 mm。导管用固定带、胶布等固定。

　　气管切开导管的护理与气管内导管非常相似,护理要点如
下:

- 每 8 ~ 12 小时一次并在需要时随时测量套囊压力,推荐值在
  18 mmHg 左右,不能超过 25mmHg,除非医嘱有特殊要求;
- 可使用压力表;
- 小心评估切口,保持干燥和清洁;
- 进行切口和外管护理时遵守无菌操作;
- 切口附近不要涂抹粉或油性霜/乳液;
- 内管可以是一次性的,也可以是能重复使用的;
- 如果使用可重复使用的内管,应遵照医院规定或按需进行消
  毒;
- 更换一次性内管时,只能接触外层锁定部位,内层区域应保持
  无菌;
- 护士不要更换单层导管或双层导管的外管,一般由医生来更
  换;
- 床旁放置备用内管;
- 床旁备相同型号的气管切开导管;
- 床旁备导管闭孔器;
- 勤检查固定带或其他固定装置;
- 更换固定带或其他固定装置时,请其他医务人员协助;
- 独自更换固定带或其他固定装置时,先系上新的,再去除旧
  的。

（Adapted from Alspach, 2006; Ehlers, 2007; Nettina, 2010; Tracheostomy Care Handbook, 1998; Stillwell, 2006.）

　　气管切开导管的吸痰与气管内导管类似。遵照医院或制造
商规定选择合适型号的吸痰管。

━━━━━　快速阅读　━━━━━

　　气管切开术相关的并发症包括：出血、切口感染、气
管炎、肺炎、声门下水肿、纵隔气肿、气胸、气管狭窄/坏
死/扩张、喉狭窄、气管食管瘘、声带溃疡、无名动脉损伤
和切口周围颈部损伤等。

　　气管内插管或气管切开插管患者存在沟通障碍。医疗团队
应为患者及其家属进行健康教育，并提供情感支持。可通过手
语、点头、眨眼等方式沟通。呼叫器应放在床旁伸手可及的范围
内。

机械通气

　　机械通气呼吸机在 ICU 很常见。主要有 2 种类型：体外负
压通气和体外正压通气，后者最常用。体外正压通气的机制是
对气道施以正压，氧气被压入肺内，引发肺泡扩张，通常需要人
工气道（气管内插管或气管切开插管）。医生调整触发模式、送
气模式和周期，以达到预期目标。

　　体外负压通气呼吸机模仿自主呼吸，有时被称为"铁肺"，
它需将除头颈部以外的整个身体（或仅胸部）密封于一个顺应
性小的硬质容器中。不需要人工气道。体外负压通气呼吸机在

护理单元并不常见,因为它们主要被用于处理特殊问题,如神经肌肉疾病等。

正压通气呼吸机有 4 种类型:定压型、定容型、定时型和定流型。定压型呼吸机通过正压将空气压入肺中,直到呼吸道内压力达到预计值。定容型呼吸机通过正压将预计潮气量送入肺内,达到预计潮气量后,停止供气。定时型呼吸机按照预先设计的吸气及呼气时间供气,潮气量和压力视患者情况而定。定流型呼吸机吸气时向肺部供气,直到达到特定的气流。

由于工作机制和模式不同,不同呼吸机的设置也各不相同。一些常见的呼吸机通气模式如下:

- 持续强制/指令通气(CMV):预设潮气量和呼吸频率。患者自主呼吸被抑制,一般被给予镇静剂和肌松药。此类型不常用。
- 辅助 – 控制通气(A/C):由患者触发的呼吸机控制通气。呼吸机预设潮气量和呼吸次数。压力可变。患者触发的呼吸与呼吸机产生的呼吸潮气量相同。
- 间歇强制/指令通气(IMV):患者可以有自主呼吸,同时,呼吸机按照事先设计的容量、压力、呼吸次数给患者指令性呼吸。
- 同步间歇强制/指令通气(SIMV):间歇强制/指令通气的一个分类。呼吸机产生的呼吸与患者自主呼吸同步。患者触发的呼吸潮气量由患者控制。
- 压力支持通气(PSV):在有自主呼吸的前提下,每次吸气多接受一定水平的压力支持,增加患者的吸气深度和吸入气体量。潮气量和呼吸频率由患者控制。常与同步间歇控制通气联合,用于脱机前的准备。

- 持续气道正压通气(CPAP):在有自主呼吸的前提下,整个呼吸周期内,均人为地加以一定的气道内正压;常被用于脱机前的准备。颅内压升高患者禁用。
- 压力控制通气/反比通气(PCV/IRV):自主呼吸被抑制,压力和呼吸频率由呼吸机控制。相对延长吸气时间,促进气体分布、减少无效腔。患者被给予镇静剂和肌松药。

(Adapted from Alspach, 2006; Nettina, 2010; Stillwell, 2006; Wyckoff et al., 2009.)

呼吸机设置:如呼吸机的潮气量、吸/呼比、吸入氧浓度和呼气末正压等参数根据需要调整,以达到预期的结果。所有的患者都需要加湿。呼吸机的模式、功能和设置由医生的偏好和专长、患者的疾病或病症以及可用的治疗方式来确定。

呼吸机常用的参数设置如下:

- 吸入氧浓度:一般设定在维持动脉血氧分压 >55 mmHg、血氧饱和度 >88% 的数值,最大为 0.5 ~ 0.65。预防氧中毒时应采用最低浓度。
- 呼吸频率:一般是 8 ~ 20 次/分。
- 呼气末正压:呼吸机在呼气末施加的正压力的量。它会增加功能残气量、改善氧合,并可降低所需的吸入氧浓度。一般设置在 3 ~ 20 cmH_2O。在防止气压伤时,设置在所必需的最低值
- 流速:通常在 40 ~ 100 L/min。它是在一定时间内为达到合适的吸气容量而设定的供气量。
- 潮气量:每次呼吸提供的气量;一般为 6 ~ 12 mL/kg。
- 压力支持:自主吸气时呼吸机提供的协助性正压,可减少患者

呼吸做功。

- 吸/呼比:1:2 ~ 1:3。

- 压力触发灵敏度:一般设置在 - 0. 50 ~ 1. 5 cmH$_2$O。它是呼
吸机检测到患者开始呼吸,以便提供支持的压力水平。

(Adapted from Alspach, 2006; Ehlers, 2007; Nettina, 2010;
Stillwell, 2006; Wyckoff et al. , 2009.)

　　呼吸机的某些参数可以直接按照患者实际值设定,如分钟
通气量(MV,通常是 6 ~ 10 L/min,指的是患者每分钟的呼气
量)、呼吸频率和潮气量等。呼吸机也可以设定肺泡压,呼气末
肺泡压目标值为 30 ~35 cmH$_2$O。

　　机械通气的有效性可以通过多种方式评定,包括:身体评
估、动脉血气分析(详见第 11 章)、血流动力学、实验室检查结
果(血液和电解质)、肺功能检查、痰液分析等。

========== 快速阅读 ==========

　　机械通气患者的护理涉及多项工作。有一些设备需
要放在床旁备用,包括:复苏包、吸痰设备、个人防护装备
和听诊器等。

　　机械通气患者的监测需要频繁查看,频繁记录。需要记录
的测量值、观察值、结果和设置参数包括:

- 动脉血气分析报告,包括标本来源(如桡动脉等);

- 呼吸机设置:模式、潮气量、温度、呼吸频率、吸入氧浓度、峰流
速、呼气末正压、报警范围和吸/呼比;

- 患者:呼气末正压、分钟通气量、呼吸频率和依从性;

- 脉搏血氧饱和度(血氧饱和度);
- 潮气末二氧化碳($PetCO_2$);
- 血流动力学;
- 患者舒适度。

===== 快速阅读 =====

　　机械通气相关的并发症和不良反应有很多种。最常见的是呼吸机相关性肺炎。其他包括:

• 心输出量减少	• 心律失常
• 气胸	• 皮下气肿
• 肺不张	• 气管损伤
• 气管食管瘘	• 氧中毒
• 呼吸机依赖	• 呼吸性酸中毒
• 呼吸性碱中毒	• 体液潴留
• 胃溃疡/出血	• 肠梗阻
• 躁动	• 深静脉血栓

　　呼吸机并发症的处理原则是对症治疗。发现患者评估结果、动脉血气分析结果、实验室检查报告、通气状态等有变化应及时通知医生。不良反应和并发症的管理指导如下:

- 心输出量减少:采取头低脚高位,静脉补液以增加前负荷,采用滴定法设定合适的呼气末正压;
- 预防气压伤:呼气末正压水平设置在所必需的最低值;
- 预防肺不张:采用低潮气量,确保适当加湿,必要时进行气管吸痰;进行胸部物理治疗,经常给患者更换体位;

- 预防气管损伤:密切监测气管内导管／气管切开导管的套囊压力;避免过度拉伸气管内导管;
- 预防氧中毒:监测动脉血气分析(详见第 11 章);将吸入氧浓度降到所必需的最低值;
- 采取适当的营养支持,提高脱机耐受性;
- 治疗呼吸性酸中毒:治疗其根本原因;
- 治疗呼吸性碱中毒:降低呼吸频率和潮气量;增加机械通气无效腔;
- 治疗胃肠道问题:给予抗酸剂和组胺拮抗剂;进行大便隐血试验,检测胃内容物的 pH 值。

(Adapted from Alspach, 2006; Ehlers, 2007; Nettina, 2010; Tracheostomy Care Handbook, 1998; Stillwell, 2006; Wyckoff et al., 2009.)

　　呼吸机相关性肺炎的预防需要多方努力,涉及多项干预措施:

- 在气管内插管/气管切开插管的吸痰过程中遵守无菌操作;
- 勤进行全面的口腔护理;
- 进行胸部物理治疗;
- 进行合适的隔离防护;
- 患者行常规痰培养,对呼吸机行常规细菌培养;
- 合理使用抗生素;
- 密切监测与感染相关的实验室检查结果;
- 注意感染迹象,及时评估;
- 限制探视;
- 按照医院规定及时给加湿器换水;

• 每 2 小时一次并按需排空呼吸机内的冷凝水,将水分沥到杯中倒掉,不要倒入加湿器。

(Adapted from Alspach, 2006; Centers for Disease Control and Prevention, 2003; Ehlers, 2007; Martin, 2010; Nettina, 2010; Pear, 2007; Stillwell, 2006.)

===== 快速阅读 =====

　　患者有时会出现躁动不安,与呼吸机"对抗"。护士应采取适当的措施,提高患者舒适度:

• 对患者和呼吸机进行评估,注意是否有变化。
• 对患者进行健康教育和情感支持。
• 进行动脉血气分析。
• 进行气管内插管/气管切开插管吸痰,检查套囊。
• 使用复苏球囊或呼吸机提供 100% 纯氧。
• 按需调整呼吸机设置。
• 全面评估病情,必要时给予镇静剂。

　　呼吸机经常有警报响起,常见的报警原因及其诱因如下:

• 高呼吸频率:疼痛/焦虑、发烧、缺氧、分泌物积聚等;
• 呼吸暂停:在预设的时限内未监测到自主呼吸;需即刻评估患者;
• 低呼气量:呼吸机导管松动/脱接、气管内导管/气管切开导管套囊漏气、胸导管漏气、呼吸机电源故障、呼吸机故障等;
• 低吸气压:呼吸机导管松动/脱接、自主呼吸加快、气管内导管/气管切开导管移位、呼吸机故障、呼吸机导管漏气;

- 高压:最常见的报警项。诱因包括导管误入右侧主支气管、呼吸机/气道导管曲折、患者咬合气管内导管、咳嗽、分泌物积聚、支气管痉挛、气胸、肺顺应性降低、管道内冷凝水积聚;
- 湿化器温度报警:评估加温湿化器的温度计。

　　呼吸机报警或出现并发症时,应首先评估患者。必要时用复苏球囊进行人工呼吸,保证在故障排除过程中,患者有足够的氧气供应。勤咨询呼吸治疗师,供氧是他们的专业领域,他们的专业知识会很有帮助。

脱 机

　　机械通气的最终目标是脱机。成功脱机需要按顺序完成以下步骤;不过,遇到阻碍、有合并症或基础疾病病情改变时,以下步骤可能会有顺序变化或反复。ICU 的患者经常会需要尝试多次,才能完全撤掉呼吸机和气管内导管/气管切开导管。

　　脱机试验有多种类型,包括 T 型管给氧、持续气道正压通气、(同步)间歇强制/指令通气等。在(同步)间歇强制/指令通气试验中可能会需要提供压力支持。选择何种脱机试验由此前患者已耐受的呼吸机设置和医生的医嘱确定。呼吸治疗师会协助脱机过程。根据医院规定不同、患者耐受性不同,脱机过程可能只需要 1 小时,也可能会需要几天的时间。

　　开始脱机试验前,应给予患者改善耐受性和肺功能的药物,如沙丁胺醇、倍氯米松、色甘酸钠、氟替卡松、福莫特罗、氢化可的松、异丙托、甲泼尼龙、孟鲁司特、泼尼松、沙美特罗、特布他林、茶碱或噻托溴铵等。根据药物不同、治疗方式不同,可选择多种给药方式,包括:吸入、静脉推注、口服、皮下注射、鼻腔喷射等。

　　机械通气患者脱机前应达到一些特定参数:

- 基础疾病(使用呼吸机的原因)已经解决;
- 呼吸功能和营养状况良好;
- 呼气末正压 ≤5 cmH_2O;
- 吸入氧浓度≤50%;
- 动脉血氧分压最低 5～60 mmHg;
- 血流动力学和生命体征平稳;
- 动脉血气分析和血红蛋白值在正常范围内;
- 患者神志清醒、顺从;
- 通气功能测量值在正常范围内:
  - 分钟通气量 <10,
  - 最高吸气压低于 −20 cmH_2O,
  - 自主呼吸潮气量 >5 mL/kg;
- 自主呼吸频率为 12～30 次/分;
- 肺活量(VC) >10 mL/kg 体重;
- 呼气末正压 > +30 cmH_2O。

　　呼吸机脱机的基本步骤如下:

1. 核对医嘱,至少使用两种身份识别方法核对患者。
2. 向患者/家属解释说明,取得合作。
3. 将患者置于坐位。
4. 记录现在的生命体征和血流动力学值。
5. 备复苏包。
6. 测量分钟通气量、呼吸频率、潮气量、最高吸气压、肺活量和患者自主呼吸的最大通气压力。

7. 开启医嘱规定的脱机试验的各项设置。

8. 如果出现以下问题,则调回呼吸机基准参数:

a. 成年患者潮气量为 250 ~ 300 mL;

b. 呼吸频率增加超过 10 次/分或呼吸频率 >30 次/分;

c. 动脉血二氧化碳分压增加;

d. pH 值降低;

e. 血氧饱和度降低;

f. 吸气时间/总呼吸时长比率增加;

g. 焦虑、出汗或疲劳;

h. 意识水平改变;

i. 心电图变化;

j. 收缩压变化达到 20 mmHg 或舒张压变化达到 10 mmHg;

k. 心率变化达到 20 次/分或心率 >110 次/分;

l. 血流动力学急剧改变;

m. 胸廓运动异常。

9. 按医嘱规定的时间间隔进行动脉血气分析。

10. 持续监测患者。

(Adapted from Alspach, 2006; Ehlers, 2007; Nettina, 2010; Stillwell, 2006; Wyckoff et al. , 2009.)

　　一旦撤机试验成功之后,医生或呼吸治疗师即可为患者拔管。一个 10 mL 注射器(用于套囊放气)、吸痰设备、复苏包、个人防护装备和供氧装置(面罩或鼻导管)应该放在床旁备用。拔管后,应密切监测患者,确保患者可以耐受,且能充分自主呼吸。

第11章

动脉血气分析、动脉留置导管和肺动脉导管

简介

ICU 内有许多不同类型的设备。医务人员采取手术、操作、护理干预措施、药物和治疗方法,以改善患者的病情。其中一些是基于对血流动力学的监测和评估而采取的。

动脉血气分析通过动脉导管采集血液标本,用于评估气体交换和酸碱平衡。插管和拔管前需要进行动脉血气分析,呼吸机的参数设置也需要参考动脉血气分析结果。

动脉留置导管和肺动脉导管为医疗团队提供有关患者的呼吸、水合状态和血流动力学状态的重要信息。这些有创导管由高级医护人员采用无菌技术插入。几乎每个 ICU 内都会用到。

本章学习内容:

1. 动脉血气分析;

2. 动脉留置导管和肺动脉导管的插管与拔管。

动脉血气分析

动脉血气分析(ABG)通常用于评估呼吸和酸碱平衡。动脉血气分析的测量参数包括酸碱度(pH)、碳酸氢盐(HCO_3)、氧分压(PO_2)、动脉血氧饱和度(SaO_2)、二氧化碳分压(PCO_2)和剩余碱(BE)。

=========== 快速阅读 ===========

成人动脉血气分析的正常值:

酸碱度(pH):7.35 ~ 7.45

氧分压(PO_2):80 ~ 100 mmHg

动脉血氧饱和度(SaO_2): >95%

二氧化碳分压(PCO_2):35 ~ 45 mmHg

碳酸氢盐(HCO_3^-):22 ~ 26 mEq/L

剩余碱(BE): -2 ~ +2

动脉血气分析通过直接动脉穿刺或通过连接装置(接头)经动脉留置导管抽取标本。需频繁抽血气的患者,应留置动脉导管以减少动脉穿刺的次数。

动脉穿刺属于经过专门训练的注册护士的执业范围。不过在大多数医院,这一操作常由医生或呼吸治疗师进行。关于动脉穿刺的详细操作要点,可询问医院的护理教育部门或参考 *Lippincott Manual of Nursing Practice* 一书。操作前应参阅医院的相关规定。

患者的健康教育和动脉穿刺及动脉导管留置的准备工作常由 ICU 护士进行。操作过程中需采用无菌技术,并穿戴合适的个人防护装备(详见第 8 章)。桡动脉穿刺前必须做 Allen 试验。

=== 快速阅读 ===

动脉血气分析标本采集操作流程(经动脉穿刺或动脉留置导管):

- 准备注射器,抽取少量肝素湿润后排尽;
- 参阅医院规定,确定采集标本前应弃去的血量;
- 排尽注射器内的空气;
- 抽血后立即将标本置于冰块上;
- 记录标本采集的日期时间、患者体温、给氧方式以及呼吸机的设置;
- 改变给氧方式后,过 20 分钟再采血做动脉血气分析,确保改变已被显现出来。

动脉穿刺后需按压穿刺点,加压止血约 5 分钟,如果患者使用了抗凝剂,则时间应延长到 10~15 分钟。止血后用无菌纱布覆盖,无需加压包扎。定时检查穿刺部位,观察有无脉搏减弱、出血、瘀斑、皮肤颜色变化、肢体温度变化,以及患者是否感觉麻木、刺痛等。

动脉留置导管

　　动脉留置导管口径小,尖端灵活,其常用穿刺部位有桡动脉、肱动脉、股动脉、腋动脉等。首选桡动脉,因为它的感染风险较低。护士在准备协助动脉穿刺置管时,需注意这是一项无菌操作。

　　穿刺成功后用丝线缝合固定导管,并用无菌透明敷料贴覆,切勿环形包扎。导管经一根特定管道与肝素盐水相连,肝素盐水用加压袋 300 mmHg 加压,维持 3 mL/h 的冲洗速度,确保管路畅通。

　　连接一次性压力换能器系统,以监测血压。该系统由一个与监测仪相连的"盒子"、一根换能器电缆、一个换能器和一个水气交界接口(三通)组成。换能器系统在接入动脉导管前根据制造商规定校准。

　　将三通置于患者心脏水平,即平腋中线第四肋间的位置,按"校零"键,待机器校零完成,屏幕上显示"0"后,开始进行方波试验(又称快速冲洗试验):

　　1. 快速挤压或牵拉接头启动快速冲刷装置。

　　2. 快速冲洗 1/2 秒。

　　3. 注意监测仪上的波形。正常应是快速上升到顶端持平,而后快速下降,波形像一个方形盒子(图 11.1)。

　　4. 然后,寻找一个完整的波形。

(Adapted from Ehlers, 2007; Mobile Infirmary Medical Center, n. d.; Stillwell, 2006.)

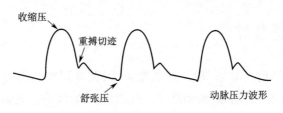

图11.1　动脉压力波形

打开动脉置管报警器,并按照患者情况设置报警参数。患者更换体位时,始终保持换能器与心脏水平一致。勤检查三通/连接处,保证安全。根据敷料类型及医院规定按时更换敷料。

动脉置管测得的压力波形有可能会出现过于低平或过于高尖的现象。处理的步骤是:

1. 评估患者。

2. 测量无创动脉血压(NIBP)。

3. 低平波:重搏切迹不明显;与实际读数相比,波形显示的收缩压低、舒张压高。

a. 评估加压袋,维持300 mmHg压力,并确保冲洗袋内有足够的肝素盐水;

b. 进行方波试验;

c. 检查穿刺部位的导管位置是否正确、导管是否畅通、有无弯折等;

d. 检查管道有无气泡,有气泡及时排出(切勿推入患者体内);

e. 检查各个接头连接处有无脱开、泄漏等;

f. 从管道抽血(采用无菌技术),而后冲洗。

4. 高尖波：与实际读数相比，波形显示的收缩压高、舒张压低。

　　a. 评估患者是否有低血压；同时检查其他血流动力学参数值；

　　b. 做方波试验；

　　c. 检查管道有无气泡，有气泡及时排出（切勿推入患者体内）；

　　d. 评估管道长度，必要时缩短管道；

　　e. 注意在使用的三通数量，必要时减少。

（Adapted from Alspach，2006；Chohan & Munden，2007；Ehlers，2007；Kerner，2007；Nettina，2010；Stillwell，2006.）

　　如果问题仍未解决，通知医生。可能需要拔出导管。停用或拔出动脉留置导管是注册护士的执业范围。操作步骤如下：

　　1. 核对医嘱。

　　2. 使用两种身份识别方法核对患者。

　　3. 检查患者的凝血功能和血常规（CBC）化验结果。

　　4. 向患者/家属解释说明，取得合作。

　　5. 按需穿戴个人防护装备。

　　6. 去除敷料。

　　7. 用注射器从接口抽吸 3～5 mL 血液；注射器保持连接。

　　8. 在导管穿刺点上方 1～2 指处按压。

　　9. 快速拔出导管，注意尖端是否完好无损。

　　10. 穿刺点用 4 英寸 ×4 英寸（1 英寸约 2.54 cm）无菌纱布加压。

　　11. 加压 5～10 分钟或更长，直到止血。

12. 穿刺点用无菌透明敷料贴覆,切勿环形包扎手腕。无需再使用加压敷料。

13. 穿刺侧上肢1小时内禁止活动。

14. 使用无创动脉血压监测系统持续监测血压。

(Adapted from Alexander, 2006; Chohan & Munden, 2007; Ehlers, 2007; Kerner, 2007; Stillwell, 2006.)

定时检查穿刺部位,观察有无脉搏减弱、出血、淤斑、皮肤颜色变化、肢体温度变化,以及患者是否感觉麻木、刺痛等。记录健康教育和操作过程以及患者的耐受情况。

动脉导管尾端一般都装有接头可与注射器衔接。通过动脉导管抽血能降低感染风险,而且能减少血液浪费。严格遵循无菌技术操作原则,抽血之后充分冲洗。不带接头的动脉导管系统,每次接入使用后更换新的密封无菌肝素帽。

肺动脉导管

肺动脉导管可用于测量多种血流动力学参数,如肺动脉压、肺动脉楔压(PAWP)、右心房压(RAP)和心输出量(CO)等。也可以通过这些读数计算其他血流动力学参数,如心脏指数(CI)、每搏输出量(SV)、全身血管阻力(SVR)和左室每搏做功指数(LVSWI)等。

肺动脉置管经颈静脉、锁骨下静脉、股静脉等大静脉到心脏右侧,由医生或高级护士无菌操作完成。最常用的穿刺部位是右侧颈内静脉,因为它是通往心脏最短、最直的大静脉。实际肺动脉导管进入静脉之前,会首先置入一个导引器。

肺动脉导管顺着血流方向进入,带气囊的尖端到达肺动脉。尾端连接经过校准的监测系统,可以获取精确的读数。导管可多达 6 个腔,其中装有热敏电阻探头的腔可用于监测心输出量。有的导管腔内装有起搏电极和(或)混合静脉血氧饱和度(SvO_2)测量端口。有些端口可用于给药。

0.9% 氯化钠溶液用加压袋加压,产生慢速、恒定的冲洗,确保管路畅通。盐水经半硬质管输入。肺动脉导管插管和监测过程中需要使用压力换能器。

临床很多情况会需要肺动脉导管插管,如急性心肌梗死、烧伤、心血管手术、心脏衰竭、监测血管活性药物的有效性、肺脏疾病、败血症、休克、呼吸衰竭、瓣膜疾病和测量血流动力学压力以采取相应的干预措施等。

协助床旁肺动脉导管插管需要按步骤完成以下工作:

1. 使用两种身份识别方法核对患者,确认知情同意书已签。

2. 向患者/家属解释说明,取得合作。

3. 监测仪及压力换能器进行调零和校正。

4. 用加压袋对压力监测系统的液体施加 300 mmHg 压力。

5. 确保压力监测仪的量程为 0~25 mmHg 或 0~50 mmHg,以便在插入导管时测量舒张压读数。

6. 建立无菌区。

7. 操作过程中严格遵守无菌技术。

8. 即将使用的药物贴上标签。

9. 经近端静脉穿刺的患者去枕平卧,头低脚高位;经远端静脉穿刺的患者取仰卧位。

10. 压力换能器置于患者心脏水平。

11. 将患者头部转向穿刺对侧,并采用无菌技术准备穿刺侧部位。

12. 协助医生穿戴个人防护装备。

13. 打开导管包后,要保证无菌。

14. 医生在置管前会给气囊充气,检查是否有漏气。

15. 冲洗管腔。如果医生要求,注射器可以保持连接。

16. 将压力换能器与导管的远端接口相连接。

17. 医生在穿刺成功后会先放入导引器系统。

18. 在放入导引器之后、置入肺动脉导管之前需要更换无菌手套,而且需要再建一个无菌区。

19. 导管经导引器置入。

20. 插管过程中密切监测有无心律失常和心律不齐。

21. 置管过程中评估压力波形。记录以下压力值:

a. 上腔静脉和右心房交界压力:可以观察到指示呼吸的震荡;气囊充气。

b. 右心房/中心静脉压:一个小的波形;压力波动的幅度一般在 2 ~ 6mmHg;读数之后取平均值。

c. 右心室压力:15 ~ 28/0 ~ 8 mmHg,收缩压明显升高,舒张压不变或略有下降;只在置管时测量,指示右心室、肺动脉和三尖瓣的功能。

d. 肺动脉压:压力波形的收缩压基本保持不变,舒张压明显升高,指示肺动脉瓣已关闭。肺动脉收缩压为 15 ~ 30 mmHg,它是右心室收缩时肺动脉内的压力。肺动脉舒张压(PAD)为 5 ~ 15 mmHg,它是肺动脉血管弹性回缩时产生的压力,可以间接测量左心室舒张末压(LVEDP)。

e. 肺动脉楔压：正常为 4 ~ 12 mmHg。气囊端口连接
1.5 mL注射器，冲胀后，导管楔嵌进入肺动脉远端，阻断右心室
和肺动脉舒张压，可间接测量出左心室舒张末压，而且比肺动脉
舒张压更精确。可以看到一个小波形，读数之后取平均值即为
肺动脉楔压。

22. 气囊放气，导管退回原肺动脉位置。

23. 行 X 线片确认导管位置。

（Adapted from Alexander, 2006；Alspach, 2006；Chohan &
Munden, 2007；Ehlers, 2007；Nettina, 2010；Paunovic & Shar-
ma, 2010；Stillwell, 2006；Swan Ganz Catheterization, 2010；
Wyckoff et al., 2009.）

通过向肺动脉导管注入常温溶液而获取心输出量读数的操
作步骤如下：

1. 确认正确的计算常数（见导管包装标识）。

2. 平稳快速（在 4 秒内）地向肺动脉导管近端注入 10 mL
溶液。应该会看到显示屏上的波形流畅地，甚至是陡然上升。

3. 重复此过程 3 次，取平均值，即为心输出量。

（Adapted from Chohan & Munden, 2007；Ehlers, 2007；Nettina,
2010；Paunovic & Sharma, 2010；Stillwell, 2006；Swan Ganz
Catheterization, 2010.）

根据患者信息（身高、体重等）合理设置监测仪可以测量一
些血流动力学参数，如心输出量，并以此计算心脏指数、全身血
管阻力和左室每搏做功指数等。一些肺动脉导管内含有可感知
血液温度变化的热敏电阻和特殊的监测模块，可以持续监测一
氧化碳水平。

特定的肺动脉导管可以测量混合静脉血氧饱和度。抽取血液样本之前,确认使用医院规定的注射器型号。从远端导管腔抽血。确保整个过程中气囊已排空。平稳缓慢地抽取血液(不超过1 mL/20 s),抽血之后,注意压力波形是否变回肺动脉压力波形。

肺动脉压和血流动力学的正常值请参阅附录C。这些值会因患者情况、接受的治疗以及并发症的不同而波动。

快速阅读

　　肺动脉导管插管和肺动脉压监测的并发症包括:空气栓塞、气囊破裂、束支传导阻滞、导管移位、血栓形成、心律失常、电击、感染、出血、肺动脉梗塞、肺动脉穿孔、气胸和静脉损伤等。

正确获取压力读数和排除故障的护理指引如下:

- 每次轮班并在需要时,随时进行压力换能器归零校正。
- 患者更换体位时或转运过程中始终保持换能器与心脏水平一致。
- 在呼气末记录导管压力读数。
- 缓慢给气囊充气,测量肺动脉楔压,发现相应波形即停止
- 肺动脉气囊充气不得超过15秒。
- 气囊不能超出制造商规定过度充气。导管上标有最大充气量,一般是1.5 mL。
- 在测量肺动脉楔压后观察正常肺动脉波形。
- 使用肺动脉导管时,注意无菌技术操作。

- 注意监测压力时要选择正确的压力表量程,例如,肺动脉监测压力表的量程是 0 ~ 40 mmHg。
- 按需更换导线、管道和一次性压力换能器。
- 检查管道有无气泡,有气泡及时排出(切勿推入患者体内)。
- 每 72 小时一次并在需要时,随时更换敷料,遵循无菌操作。
- 调整导管尖端的位置时,气囊应处于充气状态。
- 如果发现自发的楔压波形,使患者咳嗽,或移动患者位置。如果楔压波形持续,通知医生。
- 发现室性心律失常应立即通知医生,准备调整或拔出导管。
- 如果充气时感觉不到阻力、充气后未出现楔压波形、或发现气囊端口出血,则可能是气囊破裂。停用这一端口,通知医生。
- 加压袋保持高于患者收缩压的一定的压力,确保冲洗速度在 2 ~ 3 mL/h。
- 波形低平(无重搏切迹):检查各个接口连接处是否完好。检查冲洗/加压袋,确保其内液体充足、压力合适。发现导管打结要及时解除。抽回血后冲洗管路。如果问题依旧存在,通知医生。
- 压力过低:调整换能器的位置并重新调零。如果压力仍然较低,需通知医生,并遵医嘱滴注血管活性药物。
- 无压力读数:检查三通的位置,确保连接压力换能器和导管的阀门打开。检查连接是否完好。

(Adapted from Alexander, 2006; Alspach, 2006; Chohan & Munden, 2007; Ehlers, 2007; Nettina, 2010; Paunovic & Sharma, 2010; Stillwell, 2006; Swan Ganz Catheterization, 2010; Wyckoff et al. , 2009.)

拔除肺动脉导管的步骤如下：

1. 向患者/家属解释说明，取得合作。

2. 确保气囊已放气。

3. 将患者置于头低脚高位，头偏向穿刺点对侧。

4. 关闭三通，断开压力换能器。

5. 穿戴个人防护装备。

6. 患者屏住呼吸，或在呼气末，快速平稳地拉出导管，同时观察心电监护仪。遇到阻力时停止操作，立即呼叫医生。

7. 注意导管尖端是否完好无损。

8. 如果保留导引器，则需在导管穿刺点放置盖帽或置入闭塞器。

9. 如果需要拔出导引器，则先去除敷料，拆除缝线。

10. 更换新手套。

11. 快速、平稳地拔出导引器，注意尖端是否完好无损。

12. 穿刺部位加压止血 15 分钟以上。

13. 贴覆无菌封闭敷料。

14. 记录操作过程和患者耐受情况。

15. 继续监测穿刺部位，检查是否有出血和（或）血肿。

（Adapted from Alspach，2006；Chohan & Munden，2007；Ehlers，2007；Mobile Infirmary Medical Center，n. d. ；Nettina，2010；Stillwell，2006；Swan Ganz Catheterization，2010. ）

第12章

透析和连续性肾脏替代疗法

简介

透析是分子经过半透膜从高浓度一侧向低浓度一侧扩散的过程,有时也会用到反渗透技术。透析看起来是如此简单的一个现象,然而却会产生许多相关的问题。血液透析是最常见的透析类型,不过连续性肾脏替代疗法(CRRT)和腹膜透析发展也非常迅猛。

研究已证实,患者越早开始透析,其预后结果越好。确定患者是否应该透析需要综合考虑很多情况,而且这一简单的操作过程中可能会出现许多问题,重症患者尤其如此。

本章学习内容:

1. 透析的定义、功能和相关并发症;

2. 连续性肾脏替代疗法的分类和故障排除技巧;

3. 透析用血管通路装置(VAD)的分类及护理原则和护理指引。

透析

透析适用于多种疾病。透析开始之前需要考虑的问题包括：肾衰竭是急性还是慢性的、正在接受的治疗和药物的效果、电解质平衡问题、酸中毒状态、毒物蓄积情况、血尿素氮（BUN）和肌酐等。透析分为多种类型，可以去除多余的液体、代谢废物、药物和电解质等。护理透析患者时，应知道他们服用的药物是否可以透析的，并适当地调整剂量，特别是抗生素。

═══════ **快速阅读** ═══════

透析不是换肾，只是部分替代其排泄功能，而肾脏的内分泌和代谢功能是无法替代的。

透析患者需要健康教育和情感支持，而且需要严格控制饮食，医务人员需要向患者不断强调。

液体和电解质失衡患者常见皮肤瘙痒、干燥和脱皮。使用医院规定的温和肥皂清洁，然后涂抹润肤露，能够极大地改善这一状况。患者应每2小时翻身一次，防止压疮发生。

血液透析

如前所述，透析的原理主要包括渗透和弥散，此外，也会涉及超滤和对流。

分子在静水压的作用下从半透膜的一侧向另一侧移动。这就是血液透析(HD)的工作原理。

建立血管通路,利用血液泵将体内血液引流至体外透析器,净化后回输到体内。透析器内含有半透膜,可以过滤掉毒素、废物、代谢副产品和多余的液体等。

血液透析有长期的也有短期的。对于没有出血风险的患者,遵照医院规定和病情需要适量给予肝素。根据不同的患者、病情和预期的透析时长选择不同的血管通路。透析频率一般是在最初几天内每天透析一次,此后每周透析3次,具体根据需要而定。每次血液透析持续2~4小时,可以在床旁或透析室进行,一般由受过专门培训的透析护士或技师操作。

血液透析禁用于血流动力学不稳定患者和有肝素应用禁忌证患者。ICU内的患者经常由于病情不太稳定而无法耐受血液透析,因为血液透析过程中,每时每刻都有约300 mL血液在体外流动,同时伴随体液和电解质的重大转换。

═══ 快速阅读 ═══

血液透析并发症包括意识水平改变、过敏反应、心绞痛、出血、心电图改变、电解质失衡、发热、溶血、低血压、高血压、低血容量、感染、肌肉痉挛、恶心和呕吐等。

患者服药过量或吸入有毒物质(溴化物、水合氯醛、乙醇、乙二醇、锂、甲醇、水杨酸等)可以进行血液透析治疗。应尽可能在中毒后4~6小时内开始血液透析。

连续性肾脏替代疗法

连续性肾脏替代疗法是重症患者透析的一种类型,通过体外循环血液净化方式连续、缓慢清除水及溶质。通过延长血液净化治疗时间而降低单位时间内的治疗效率,使血液中毒素、废物、电解质等溶质的浓度及血液容量变化对机体的影响降到最低;同时采用高通透性、生物相容性好的滤器,为重症患者的救治提供极其重要的内稳态平衡。

对于血流动力学不稳定、肺水肿或急性心肌梗死,需要透析的患者,连续性肾脏替代疗法是一个佳选。连续性肾脏替代疗法唯一的禁忌证是红细胞比容(Hct)极度升高(Hct > 45)。这类患者通常可以接受其他特定类型的透析,例如连续性静脉 – 静脉血液滤过。

连续性肾脏替代疗法的分类:

- 缓慢连续性超滤(SCUF):使用肝素;使用血泵控制超滤率;需要建立动静脉通路;常用于清除大量体内液体。

- 连续性动静脉血液滤过(CAVH):使用肝素;需要建立动静脉通路;需要补充置换液;平均动脉压(MAP)不得低于 60 mmHg。

- 连续性动静脉血液透析(CAVHD):使用肝素;联合了连续性动静脉血液滤过和血液透析;在泵的驱动下,透析液与血液反向流动,进行弥散和对流,清除溶质和小分子物质。

- 连续性静脉 – 静脉血液滤过(CVVH):在 ICU 很常用;需要使用抗凝剂;使用双腔静脉 – 静脉通路,血泵和电解质或碳酸氢钠置换液;依赖超滤和对流清除溶质和小分子物质。

- 连续性静脉 – 静脉血液透析(CVVHD):使用肝素或柠檬酸三钠(密切监测血钙水平);涉及超滤、弥散和渗透;需要建立双腔静脉 – 静脉通路;使用血泵;透析液与血液反向流动;不需要补充置换液。

- 连续性静脉 – 静脉血液透析滤过(CVVHDF):使用肝素或柠檬酸三钠(密切监测血钙水平);需要建立双腔静脉 – 静脉通路,使用血泵,透析液与血液反向流动;涉及对流和弥散。需要补充置换液。可以快速清除体内液体。

(Adapted from Alspach, 2006;Chohan & Munden, 2007;Ehlers, 2007;Mobile Medical Infirmary Unit, n. d. ;Nettina, 2010;Stillwell, 2006.)

连续性静脉 – 静脉血液滤过和连续性静脉 – 静脉血液透析滤过是最常用的两种连续性肾脏替代疗法,它们的血流速度相比其他方法更恒定。

═══════ 快速阅读 ═══════

连续性静脉 – 静脉血液透析滤过的血流过程:

1. 血液在血液泵的作用下以 200 mL/h 的速度从静脉血管通路导管引流出;

2. 肝素和透析液与血液混合;

3. 混合溶液被推送至血滤器/透析器的半透膜,清除废物;

4. 同时,超滤液被引流至收集袋;

5. 血液/溶液通过滴注室,清除空气和血凝块,然后通过气泡检测器,如果发现有气泡,则会自动夹闭系统;

6. 血液/溶液回输至患者体内。

（Adapted from Alspach，2006；Chohan & Munden，2007；Ehlers，2007；Mobile Medical Infirmary Unit，n. d. ；Nettina，2010；Stillwell，2006.）

床旁行连续性肾脏替代治疗的操作步骤如下：

1. 核对医嘱，使用两种身份识别方法核对患者。

2. 备好连续性肾脏替代治疗机器和所需物品。

3. 评估患者实验室检查结果，如电解质、血液凝集时间和因子、动脉血气分析、血象、血尿素氮和肌酐。

4. 记录患者的生命体征、血流动力学和体重。

5. 遵医嘱静脉注射肝素。

6. 向患者及其家属解释说明，取得合作。

7. 遵照医院/制造商规定连接并预冲血管通路及透析器。

8. 遵照医院规定完成用于连续性肾脏替代治疗的血管通路装置/导管腔的消毒等准备工作。

9. 在连接导管腔/接头前遵照医院/制造商规定完成连接部位的消毒等准备工作。

10. 采用无菌技术安全连接透析器线路和血管通路。

11. 设置血泵速度。

12. 设置空气和静脉压检测器。

13. 开始透析。

14. 遵医嘱开始输入置换液。

15. 透过管道观察血液流速。

16. 如果使用重力收集袋，则收集袋位置应低于透析器以下16 英寸（1 英寸约 2.54 cm）。

17. 根据患者耐受性对各项设置进行微调。

18. 观察机器、线路和管道有无漏液、脱落和血栓形成。

19. 勤评估穿刺部位。

20. 监测股静脉通路装置时，每小时触摸脉搏。评估有无皮肤变色、肢体变凉和穿刺部位疼痛等，患者弯腿不能超过30°。

21. 记录患者每小时的总入量/出量，包括收集袋中的液体量和非显性失水。

22. 持续监测生命体征、心电图和血流动力学。

23. 监测超滤液（收集袋内的液体），正常应该是透明或略发黄；粉红或血红色可能指示透析器泄漏；呼叫医生，并做好停止连续性肾脏替代治疗的准备。连续性静脉 – 静脉血液滤过会设置血漏探测器警报。

24. 如果出现压力报警，检查相应的导管/管道/接头有无弯折、堵塞或脱落等。

25. 需要注意并记录的事项包括：

a. 穿刺点压力、静脉压和超滤液压力；

b. 置换液/超滤液流速；

c. 血液流速；

d. 患者液体清除率；

e. 每小时计算滤过率；

f. 实际超滤液量；

g. 累计去除液体总量。

连续性肾脏替代疗法的故障排除指导包括：

- 血压下降：患者平卧或头低脚高位；减慢超滤液流速；静脉注射小剂量生理盐水或血管活性药物；遵医嘱输入置换液。

- 如果持续低血压,应夹闭超滤液管,并立即呼叫医生。
- 如果使用重力收集袋,可通过改变收集袋与透析器的距离调整超滤液流速,升高床以增加距离可以加快流速,相反可以减慢流速。
- 如果使用血泵,可通过改变血泵速度调整超滤液流速。
- 超滤液量减少时,检查整个系统并评估穿刺部位有无弯折;评估透析器有无血凝块;检查血流动力学,评估患者血液流速是否减慢。
- 连续性静脉 – 静脉血液滤过治疗中出现超滤液量减少,同时伴有管路中血液颜色变暗或静脉压升高,检查过滤器,可能是出现了血凝,准备更换所有管路。
- 某些连续性肾脏替代治疗机使用的过滤器中含有化学物质可引起过敏反应,而服用血管紧张素转换酶抑制剂的患者发生过敏反应的风险会增高,护士应对患者进行评估,如有必要,告知医生。

(Adapted from Alspach, 2006; Chohan & Munden, 2007; Ehlers, 2007; McDemott, 2009; Mobile Infirmary Medical Center, n. d. ; Nettina, 2010; Stillwell, 2006; University of Connecticut Health Center, 2009.)

　　连续性肾脏替代疗法刚开始的流速建议在 50 mL/min,保持 10 分钟,然后每分钟增加 25 mL ,直到达到医嘱要求的流速。如果患者的生命体征或血流动力学发生改变,应减慢流速并呼叫医生。

　　连续性肾脏替代治疗的医嘱需要每天更新,并根据患者最新状态及时调整。密切监测患者的体温,因为当血液流经装置的体外区域时会伴有热量流失。

========== 快速阅读 ==========

　　连续性肾脏替代疗法相关的并发症包括:空气栓塞、出血、凝血、电解质失衡、体液失衡、低血压、感染和血栓形成等。

腹膜透析

　　ICU 患者经常需要做腹膜透析(PD)。如果患者不能耐受血液透析,一般会选择连续性肾脏替代疗法。不过,有些情况下也可以采用腹膜透析,它的作用机制是渗透和弥散,缺点是可能会丢失蛋白,而且几乎不能清除钾离子。腹膜透析的禁忌证包括:腹腔粘连、出血性疾病和近期腹膜手术。

　　腹膜透析时,内含高渗葡萄糖的透析液加热后[98.6°F(约37 ℃)]通过腹膜透析导管灌入腹膜腔,操作过程中需严格遵循无菌技术操作原则。透析液在≥30 分钟内灌入,然后在重力作用下约 15 分钟引流出。

　　此类透析需要使用极少量的肝素,对血流动力学几乎没有影响;透析液中可能添加肝素、胰岛素和(或)抗生素。

　　评估腹部的疼痛和压痛;如果在灌入过程中出现腹部疼痛,则减慢灌入速度。监测废液(经导管引流出)。正常废液应是稻草色。如果发现废液的颜色、浑浊程度和纤维蛋白颗粒含量变化,通知医生。计算排出的废液总量。

如果废液引流速度减慢,检查管道有无弯折和夹闭;尝试将患者从一侧移动到另一侧,升高床头,调低引流袋,轻压腹部;如果问题依然存在,需通知医生。

每天一次并按需更换无菌敷料,直到穿刺点完全愈合,而后用肥皂和水轻轻地清洗,并涂抹抗生素软膏或碘附。

═══════════ **快速阅读** ═══════════

腹膜透析相关的并发症包括:膀胱或肠穿孔、出血、腹膜炎和腹围增加引起的呼吸窘迫等。

血管通路装置

除了腹膜透析外,其他各类型的透析都需要使用血管通路装置(VAD)。血管通路装置有多种类型,根据透析类型、预期透析时长、透析的紧急性和患者个人情况选择合适的血管通路。

中心静脉插管一般用于紧急情况,作为永久置管或修复前的过渡。需由医生或高级护士采用无菌技术,从颈内静脉、锁骨下静脉或股静脉穿刺,置入双腔或三腔导管。

定时评估临时性血管通路穿刺部位,检查是否有出血、血肿、导管脱落或弯折等。评估经股静脉穿刺的患者时要触摸外周脉搏。每48小时一次并按需更换无菌敷料。

连接管腔或接头时需严格执行无菌技术操作原则,并遵照制造商/医院规定进行肝素化。如果向管腔内注入肝素,需在冲洗或连接透析管路前抽出一定量的液体并弃去。不得经此血管通路装置给药、输液或输入血液制品,除非在紧急情况下,患者无其他血管通路,且医生/高级护士下医嘱要求如此。

永久性血管通路通常采用上臂的动静脉内瘘。动静脉内瘘术需在手术室内操作,将动脉和静脉吻合在一起,或使用合成材料动静脉移植物做成人造内瘘。

========== 快速阅读 ==========

动静脉内瘘患者护理指引:

- 接触手术部位前进行手卫生;
- 从静脉侧扪及震颤音,则提示内瘘畅通;
- 用听诊器听到血管杂音,则提示内瘘畅通;
- 术侧手臂禁止用于静脉穿刺、注射、量血压等;
- 术侧手臂不可用环形敷料包扎;
- 评估手术部位是否有皮肤颜色变化、出血、红肿、发热、水肿和渗血等;
- 观察内瘘侧手臂手指末梢血管充盈情况。

(Adapted from Alexander, 2006;Nettina, 2010;Rushing, 2010.)

========== 快速阅读 ==========

　　动静脉内瘘的并发症包括:动脉瘤、栓塞、感染、手部缺血、血管狭窄和血栓形成等。

体外动静脉分流术也是建立血管通路的一个选择,不过很少使用。它需要使用无菌敷料贴覆,每天更换敷料。除此之外,其护理和评估与动静脉内瘘类似。并发症主要与血液凝集有关。

第13章

心脏重症监护病房专用设备

简介

　　相比其他科室，ICU 内经常用到特殊的设备，尤其在心脏重症监护病房，有许多专病专用设备，如临时心脏起搏器、主动脉内球囊反搏泵和左心室辅助装置（LVAD）等，心脏重症监护病房的护士必须能熟练使用这些设备。虽然本章称为心脏重症监护病房专用设备，但是这些设备也可能在其他重症监护病房使用。

本章学习内容：

1. 临时心脏起搏器和主动脉内球囊反搏泵的安装和撤除；
2. 不同类型的心室辅助装置；
3. 心脏设备的故障排除指导。

临时心脏起搏器

　　ICU 患者经常会使用临时心脏起搏器。经皮起搏的电极置于胸壁,与带有起搏机制的除颤器相连,可用于临时起搏,可能会给患者带来痛苦。一般仅用于紧急情况。其他起搏方式包括在心内膜植入电极导线,手术时在心房或心室外膜植入电极导线,经穿刺针在胸壁皮下埋放电极,以及放置用于心房起搏和记录的食管电极等。

和永久起搏器一样,临时起搏器引发心肌去极化,引起心肌"收缩",这在健康的心脏组织很容易出现。然而,心脏疾病患者却可能不容易发生。必须微调才能使起搏器正常工作。

经静脉起搏器可置于右心室用于单腔起搏;或置于右心房和右心室用于双腔起搏。穿刺入路包括锁骨下静脉、颈内静脉、肘静脉和股静脉。临时起搏器植入术是一项无菌操作,必要时可由高级从业者在床旁实施。植入起搏导管,其电极导线与可程控的外部脉冲发生器(即起搏器)相连。起搏导管的插入、护理和拔出请参阅第9章关于中心静脉导管的相关规定。

心外膜电极导线在冠状动脉搭桥手术期间植入,可用于临时起搏。电极导线连接到心肌,然后穿出胸壁。正负极连接到外部脉冲发生器,遵医嘱设置脉冲发生器。

如果不使用,心外膜电极导线通常可保留至术后约48小时。使用无菌封闭敷料进行保护,并每天更换。其撤除可由高级从业者在床旁操作。

临时起搏器的主要组成部分是脉冲发生器和电极导线。脉冲发生器使用电池供电,内含程控器,可以对其功能进行控制。电极导线将信号从脉冲发生器传输至心脏组织,这些导线实际是正负电极,分别通过电缆与脉冲发生器相连。

起搏器可以通过心房或心室起搏或两者同步起搏,可通过心电图上的起搏脉冲辨别;请参阅附录 A。

起搏器检测自然发生的、非机器诱发心肌活动的功能称为感知,可以通过脉冲发生器设置,分为 3 类:按需型、固定型和触发型。按需型起搏器能感知心脏自身活动,并按照需要发放脉冲,以维持预设的心率;固定频率起搏器无感知功能,不管自身心率多少,起搏器都按照所设置的频率发放脉冲;触发型起搏器能够感知心脏自身的活动,并据此调整发放脉冲的方式,这类感知能对心房活动、心肌活动、体温变化、耗氧量或血液酸碱度做出反应。

起搏器通过电脉冲引起心肌收缩的能力称为夺获。心电图上可以看到起搏脉冲信号之后紧跟着一个 P 波或 QRS 波群;请参阅附录 A 示例。

为了确认起搏器功能是否正常,多数起搏器都装有指示灯,每次感知到心跳就会闪烁。触摸脉搏,如果与心电图一致,也可以确认起搏器的夺获功能正常。

快速阅读

起搏器的输出电流以毫安(mA)为单位。一般心房电极的电流在 5~20 mA,或心室电极的电流在 5~25 mA 时会发生夺获。初始设置时,输出电流一般设为 5 mA,然后逐渐调低,直到夺获消失(观察心电图变化),然后,将输出电流设置在最低夺获水平(起搏阈值)的 2~3 倍。如果起搏阈值较高,则输出电流设定在比起搏阈值高 2~3 mA 的水平,以防止起搏导线烧坏。

临时心脏起搏器的频率一般设置在 60~80 次/分。如果使用按需起搏器,且各项功能正常运转,则心电图显示心率应等于或高于起搏器预设心率。应对心电监护仪进行编程设计,以识别起搏信号,避免重复计算患者的心脏速率。

护士应该熟悉起搏器脉冲发生器的功能和程控仪的使用。有多家企业生产临时起搏器,它们的工作原理类似,但是外观和程控仪的位置各不相同。

高级从业者下医嘱确定临时心脏起搏器的初始设置。如果出现夺获消失或不能感知,或患者病情发生改变,则应及时调整起搏器的参数设置。

植入临时心脏起搏器的患者应该常规监测心电图。发现心电图变化、血流动力学改变或全身评估结果变化时,应即时通知医生。

＝＝＝＝＝＝＝＝＝ 快速阅读 ＝＝＝＝＝＝＝＝＝

临时起搏器植入术相关的并发症包括:心律失常、出血、心包积液、心脏压塞、设备故障、栓塞、心脏衰竭、血胸、感染、电极移位、疼痛、肺炎、血栓形成,以及随着起搏脉冲的发放膈肌痉挛(呃逆)等。

预防以上并发症的护理干预措施包括:

- 密切监测心电图。确保起搏器在发放电脉冲,设置并打开报警器。
- 评估心电图,观察起搏脉冲的发放是否距离 T 波太近。发现 R 落在 T 波上现象(可能诱发室性心动过速)时,调整参数设置或关闭起搏器,并通知医生。必要时使用体外起搏电极片。

- 术后行胸部 X 线检查,确定起搏器位置。
- 每次发现 QRS 波群后触摸脉搏。
- 勤评估以下事项:

  a. 生命体征和血流动力学;

  b. 意识水平;

  c. 呼吸音;

  d. 皮肤颜色和末梢灌注;

  e. 毛细血管再充盈情况;

  f. 尿量;

  g. 下颌或耳朵疼痛;可能指示导管移位。

- 发现变化及时通知医生。
- 观察穿刺点有无出血。
- 勤触摸肢体远端脉搏。
- 观察电解质、心肌功能和氧气水平有无变化。
- 正确固定电极和起搏导管。
- 在转运患者或为患者翻身时注意防止电极脱落。
- 穿刺部位的敷料每 72 小时一次并按需随时更换,遵循无菌技术操作原则。
- 接触起搏电极导线时戴橡胶手套。
- 按照制造商规定保护电极的暴露部位。
- 使用透明、坚硬的塑料保护罩保护脉冲发生器,防止意外修改其设置。
- 如果患者有心外膜电极导线未使用,其端部应放在塑料管中,塑料管放在橡胶手套中予以保护。

- 确保所有设备都通过三角插头接地。
- 禁止使用电动刮胡刀。
- 注意手术电刀、经皮电刺激仪等可能会干扰临时心脏起搏器的功能。
- 每次心脏电除颤/复律之后检查心脏起搏器的功能是否正常。
- 一旦出现起搏器失灵,及时注射阿托品和(或)异丙肾上腺素。
- 为患者及其家属提供健康教育。
- 鼓励患者每2小时进行一次咳嗽和深呼吸。
- 如果病情允许,要求患者每2小时进行一次全范围的关节运动。

(Adapted from Alspach, 2006; Chohan & Munden, 2007; Ehlers, 2007; Nettina, 2010; Stillwell, 2006.)

═══════ 快速阅读 ═══════

临时心脏起搏器的故障排除技巧:

- 不能夺获:检查电池。正确固定脉冲发生器、电极导线和患者。提高输出电流。将患者置于左侧卧位。排除高钾血症和酸中毒等,可能引起心肌反应减弱的病症。如果未能解决,准备进行体外起搏。
- 不能感知:检查电池和连接部位。通过降低输出电压提高感知灵敏度,将患者置于左侧卧位。
- 低血压:提高起搏器频率;排除其他原因。

主动脉内球囊反搏泵

心功能不全患者可以植入主动脉内球囊(IAB)来辅助心脏功能。它使香肠状、充以氦气的球囊降低受损心室的后负荷,增加冠状动脉、大脑和肾脏灌注。球囊放置在胸主动脉部位,位于左锁骨下动脉以远肾动脉以近的位置。动脉穿刺选择股动脉,一般在心脏导管室(CCL)X 线透视下操作。

=== 快速阅读 ===

主动脉内球囊反搏术的适应证包括:急性心肌梗死、多种类型的休克、乳头肌功能失常、不稳定型心绞痛和心室功能缺陷等。禁忌证包括:主动脉瘤、主动脉瓣关闭不全、主动脉钙化、凝血功能障碍、癌症晚期或胸主动脉转移和周围血管疾病等。

主动脉内球囊是一根尖端带气囊的导管,与一个电脑主机和显示器相连,用于控制球囊的功能,即反搏。主动脉内球囊反搏泵在心脏舒张时开始工作(球囊充气),心脏收缩时停止工作(球囊放气)。

心脏舒张前一瞬间(主动脉瓣关闭时,即动脉血压波形曲线中呈现重搏切迹时),球囊充气;心脏收缩前一瞬间(主动脉瓣开放时),球囊放气。在波形曲线中看到一个尖。球囊充气和放气的时间非常重要,它可以最大限度地增加冠脉灌注和降低心室射血压力。因此,应用主动脉内球囊反搏泵时常规监测球囊充气和放气时间。

球囊充气过早(在重搏切迹之前充气)会引起主动脉瓣反流、主动脉瓣提前关闭,后负荷、左心室舒张末压/肺毛细血管楔压和心肌氧耗(MVO_2)增加。

充气过晚(在重搏切迹之后充气)会导致冠状动脉灌注不足、缺乏尖 V 波形、反搏压不足。经常能看到 W 波形。

放气过早会导致冠状动脉灌注不足、冠脉和颈动脉逆流、心绞痛、后负荷降低效果不足和心肌氧耗增加。反搏压出现后马上急降(U 形)、反搏压不足。有反搏舒张压末尾可能等于没反搏舒张压。有反搏收缩压可能提高。

放气过晚会导致后负荷几乎没有降低。球囊充气时间过长,心肌氧耗、后负荷和前负荷都可能会增加。没反搏收缩压的峰值高于有反搏收缩压。

主动脉内球囊反搏泵一般由心电图触发,充气和放气时间根据动脉血压波形调整。可以设定为球囊反搏与心动周期的比例为 1:1、1:2、1:3 或 1:4。

主动脉内球囊反搏泵主机与心电图电极相连,电极片置于患者胸部。一般选择 Ⅱ 导联,因为 R 波在 Ⅱ 导联上最为明显,而通常主动脉内球囊反搏泵需由 R 波触发。

大多数主动脉内球囊反搏泵也可以设置成在出现重搏切迹时或在 T 波中央时自动充气的模式。新型设备有一个开始键,并能根据患者状态自动调整。

要实现主动脉内球囊反搏术的作用最大化,合理选择球囊导管的规格型号也很重要,应根据患者身高确定,参考外包装上的说明。

==== **快速阅读** ====

> 多种因素可能会减弱主动脉内球囊反搏泵的作用，如心动过速、球囊位置不佳、球囊规格选择错误和充气放气时间错误等。主动脉内球囊反搏术相关的并发症包括：主动脉瘤破裂、主动脉夹层、动脉阻塞、动脉穿孔、肺不张、筋膜室综合征、栓塞、感染、血肿、出血、血小板减少和血栓的形成等。

主动脉内球囊反搏患者的护理干预措施如下：

- 勤评估以下几项：

  1. 生命体征和心电图；

  2. 血流动力学；

  3. 尿量；

  4. 意识水平和神经功能状态；

  5. 外周脉搏：足背动脉、胫后动脉、桡动脉和肱动脉等；

  6. 穿刺点；

  7. 球囊充放气；

  8. 疼痛；

  9. 肠鸣音；

  10. 凝血试验检测结果。

- 正确固定泵与患者之间所有的连接处。

- 术侧肢体制动。

- 患者经常变换体位，同时确保术侧肢体制动。

- 床头抬高 $15° \sim 30°$。

- 确保球囊在重搏切迹呈现的瞬间充气,在下次心脏收缩的瞬间放气。
- 调整球囊充气和放气时间,最大化舒张期增压、最小化主动脉内舒张末压。
- 以主动脉内球囊反搏平均动脉压为目标值,滴定血管活性药物。
- 禁止从主动脉内球囊反搏导管抽血,会增加血栓形成的风险。
- 球囊停用时间不得超过30分钟,会增加栓塞风险。
- 鼓励患者咳嗽和深呼吸,并进行诱发性肺活量训练。
- 勤评估并有效治疗疼痛。
- 每24小时一次并在需要时,随时更换穿刺点敷料,严格无菌操作。
- 为患者及其家属提供健康教育和情感支持。
- 每天行胸部X线检查,确认球囊导管的位置。
- 如果球囊位置有问题,通知医生,并准备行胸部X线检查。

(Adapted from Alspach, 2006; Chohan & Munden, 2007; Datascope, n. d. ; Krishna & Zarcharowski, 2009; Mullens, 2008; Nettina, 2010; St. Luke's Episcopal Hospital n. d. ; Stillwell, 2006; Wyckoff et al. , 2009.)

══════════ 快速阅读 ══════════

主动脉内球囊反搏泵故障排除技巧:
- *评估反搏比例是否为1:2(每2个心动周期一次球囊充气)。*

- 房颤:调为球囊自动触发模式。通知医生。
- 球囊连接导管看到红/棕色:指示球囊漏气。也可能听到血液检测、低反搏压、漏气和(或)主动脉内球囊反搏导管等报警器报警。将主动脉内球囊反搏泵设为待机模式,并呼叫医生。做好撤管准备。
- 尿量减少、意识水平改变和(或)外周脉搏变化:指示球囊移位。通知医生。
- 主动脉内球囊反搏泵控制台完全失灵:换一个新的控制台,并在等待过程中用 60 mL 注射器为球囊手动充入室内空气,每 5 分钟一次。
- 漏气报警:检查主动脉内球囊反搏泵管道的所有连接处,并观察是否有冷凝水积聚,可能指示球囊漏气。通知医生。

　　多种因素可以引起主动脉内球囊反搏泵控制台上的球囊压力波形外观改变:

- 心动过缓:波形变宽;
- 心动过速:波形变窄;
- 心律不齐:波形宽度不一;
- 低血压:波形变矮;
- 高血压:波形变高;
- 主动脉内球囊反搏泵系统漏气:波形消失;
- 导管弯折:波峰圆顿。

(Adapted from Alspach, 2006; Chohan & Munden, 2007; Datascope, n. d.; Krishna & Zarcharowski, 2009; Mullens, 2008;

Nettina, 2010；St. Luke's Episcopal Hospital n. d. ；Stillwell, 2006；Wyckoff et al. , 2009.)

　　停止反搏之前要撤除呼吸机。

　　根据医嘱要求将反搏比例逐渐减少为 1∶2、1∶3,然后 1∶4。其中,反搏比例在 1∶3 和 1∶4 的持续时间不能超过 2 小时 ,以防止动脉血栓形成。

　　主动脉内球囊反搏泵的撤除可由高级从业者在床旁操作。撤除球囊和导管后,要密切监测穿刺点,加压止血 30 分钟以上,之后放置加压敷料或沙袋。可能会出现血肿、出血和腹膜后出血。勤评估、全面评估。拔管后卧床休息 24 小时。

心室辅助装置

　　心室辅助装置(VAD)为功能不全或衰竭的心脏提供支持,同时对身体其余部位提供灌注。其首要功能是降低心脏负荷和增加心输出量。心室辅助装置常被用于心脏移植前的过渡。也可暂时安装,辅助体外循环停机过程,或为心源性休克恢复期患者提供支持。

　　心室辅助装置的作用机制是使用人工泵,代替心室的功能,将血液由患者衰竭的心室引出,直接泵入主动脉或肺动脉系统。这一动作通过心电图与心动周期同步。心室辅助装置的安装在手术室或心脏导管室完成。

　　心室辅助装置有多种类型。右心室辅助装置帮助右心室衰竭患者从右心房或右心室引出血液,泵入肺动脉;左心室辅助装置帮助左心室衰竭患者从左心房或左心室引出血液。两者结合即为双心室辅助装置。

心室辅助装置也可按功能分类。有心肺复苏装置,如体外循环和体外膜式氧合系统、外置型非搏动性心室辅助装置,如 Bio-Medicus;外置型搏动性心室辅助装置,如 ABIOMED 5000 和 Thoratec,以及植入式心室辅助装置,如 HeartMate。

==== **快速阅读** ====

心室辅助装置临床应用相关的并发症包括:空气栓塞、心律失常、未辅助侧心室衰竭、感染、出血、低氧血症和血栓形成。心室辅助装置几乎没有禁忌证,因为它是在确认其他治疗方式无效后的最后一种干预措施,而且经常是心脏移植前的过渡桥。

使用心室辅助装置患者的护理措施包括:
- 勤评估以下几项:
  1. 生命体征、心电图和体温;
  2. 血流动力学,维持平均动脉压 >70 mmHg 或遵医嘱要求;
  3. 外周脉搏;
  4. 呼吸音;
  5. 意识水平和神经系统;
  6. 胸管,如果引流速度 >150 mL/h 持续 2 小时,需通知医生;
  7. 穿刺点;
  8. 体液/水合状态;
  9. 尿量;
  10. 疼痛;

11. 肠鸣音;

12. 凝血试验检测结果;

13. 血红蛋白和红细胞比容。

- 评估出血体征和症状:患者经常需要肝素化。

- 评估有无颈静脉怒张(JVD)和外周水肿,如果发现,通知医生。

- 避免过度拉伸或弯折管道。

- 如果出现心脏骤停,则采取高级心脏生命支持(ACLS)治疗方案。做好实施开胸心脏按压和体外心脏除颤的准备。

- 按需增添毛毯;患者容易流失热量。

- 条件允许时,每天 2 次做全范围关节运动。

- 尽可能每 2 小时为患者翻身一次。

- 鼓励患者咳嗽和深呼吸,并进行诱发性肺活量训练。

(Adapted from Alspach, 2006; Chohan & Munden, 2007; Datascope, n. d.; Ehlers, 2007; Krishna & Zarcharowski, 2009; Mullens, 2008; Nettina, 2010; St. Luke's Episcopal Hospital n. d.; Stillwell, 2006; Wyckoff et al., 2009.)

ABIOMED 5000

ABIOMED 5000 是一种用于短期治疗可逆性心衰的心室辅助装置,它是一种外置装置,经过 FDA 批准,在医院使用,可提供左心室、右心室或双心室辅助(Wyckoff, Houghton, & LePage, 2009)。

ABIOMED 5000 的血泵是一种体外双腔式气动搏动泵。血液在重力作用下流入"心房腔",而后"心室腔"将血液泵出。两个腔由阀门分隔。"心室腔"与监测控制台相连。患者和泵用套管相连。经此装置的血流量可高达 5 L/min。此装置可根据患者的前负荷和后负荷自动调节泵的收缩和舒张。

================ 快速阅读 ================

ABIOMED 5000 的控制台操作技巧和护理措施如下:

- 确保控制台通过三角插头与地面和应急发电机相连。
- 如果使用 42Fr 规格的心房套管,则将血泵置于心房以下 0 ~ 10 英寸(1 英寸约 2.54cm)之间的位置。
- 如果使用 32 或 36F 规格的心房套管,则将血泵置于心房以下 4 ~ 14 英寸之间的位置。
- 监测血泵的双腔,观察血液的充盈和泵出是否完全。
- 使用手电筒评估泵的双腔之间的阀门,每 2 小时一次,检查是否有血栓形成。
- 评估"心室腔"的瓣膜,每 8 小时一次,检查是否有血栓形成。
- 正确固定套管、操作台和患者之间所有的连接处。

(Adapted from Alspach, 2006; Chohan & Munden, 2007; Datascope, n. d.; Ehlers, 2007; Nettina, 2010; St. Luke's Episcopal Hospital n. d.; Stillwell, 2006.)

ABIOMED 5000 有多种报警模式。故障排除技巧如下:

- 低流量:检查管路有无堵塞。降低血泵腔的位置。遵医嘱静脉输入液体或血液。如果患者只使用了左心室辅助,则遵医嘱给予血管活性药物,以加强其右心室的功能。

- 低血压/低流量:检查管道连接处,尤其是与控制台的连接。检查管道有无漏气,必要时进行更换。

- 高血压/低流量:检查导管或套管有无弯折。遵医嘱给药,降低全身血管阻力。维持收缩压 < 140 mmHg 或其他医嘱规定的值。

- 低电量:充电。

- 持续报警:用脚泵/手泵操作装置,同时向同事和医生寻求帮助。

- 完全失灵:用脚泵/手泵操作装置。换一个新的控制台。

(Adapted from Alspach, 2006; Chohan & Munden, 2007; Datascope, n.d.; Ehlers, 2007; Nettina, 2010; St. Luke's Episcopal Hospital n.d.; Stillwell, 2006.)

Thoratec 心室辅助装置

Thoratec 心室辅助装置可提供左心室、右心室或双心室辅助支持。血泵外置与插入心脏的套管相连。

其泵结构为气囊驱动型,其气囊和血囊以耐高强度聚脲脂膜分隔。外置气体驱动装置通过吹气和吸气,使气囊充盈和吸瘪,进而使血囊充盈血液和泵出血液。瓣膜使血液单向流动。其血流量可高达 7 L/min。

这种搏动泵系统有三种模式可选:非同步(泵按照预设的固定频率做功)、同步(泵与心率同步做功)或容量触发(泵做功与否取决于左心室充盈量)。控制台用于监测、控制和显示装置的参数和功能。

IMPELLA 心室辅助装置

ABIOMED 公司生产的 Impella 是目前最小的一种心室辅助装置。它通过降低心肌氧耗和增加心输出量以及冠脉和器官灌注,为心室提供部分辅助。

Impella 用于高危冠状动脉血管成形术和心脏支架置入术。术后可留置,直到患者恢复良好、可耐受撤除,或植入长期心室辅助装置。

Impella 的植入在心脏导管室完成,在透视下经股动脉穿刺。其导管尖端为猪尾状,置于左心室,进行泵血。Impella 装置由 ICU 护士进行监测,并由灌注师进行维持 。

=== 快速阅读 ===

Impella 的使用时间不应超过 5～7 天,而且有多种禁忌证,比如:主动脉瓣关闭不全、心源性休克、ST 段抬高和心肌梗塞后 3 天内、心肺复苏术后 24 小时内等。心脏病专家最终决定是否使用该装置。

Impella 的控制台与主动脉内球囊反搏泵类似,而且也需要进行肝素化。故障排除技巧请参阅制造商规定,并在必要时呼叫医生。植入装置一侧的腿要制动。对于使用心室辅助装置的患者进行常规护理。

便携式心室辅助装置

有些心室辅助装置允许患者出院回家并进行日常活动。这些装置很小，提供心脏功能支持，而且在心衰治疗中起到重要作用。

使用这些装置的患者需要大量的健康教育和情感支持，也需要勤随访。患者使用便携式心室辅助装置时要遵照医院和制造商规定。

HeartMate 左心室辅助装置是一种小型装置，很坚固、噪音小、可以植入，而且有多种类型。它们经常在心脏移植前的过渡期使用，也为非移植心衰患者提供长期机械循环支持。

一个搏动泵或转子泵被植入腹部，并与心脏相连。泵由一个外置的小型监测仪控制，可放在患者腰包内，每次充电可使用长达 8 小时，这样不会影响患者活动。

当患者在家时，将这种便携式监测仪连接至一个充电基座（内含一个系统控制器），进行充电。HeartMate 产生的血流量可高达 10 L/min。它具有便携性，允许患者回家、工作和进行日常活动。

Thoratec 植入式心室辅助装置可在心脏移植前的过渡期用于左心室、右心室或双心室辅助。它的泵可以是植入的，也可以是外置的，无论使用哪种泵，患者都可以回家，因为这两种泵都是便携式的，可放在背包内。

此外，还有一些其他心室辅助装置，虽然使用不如以上几种广泛，但是它们的功能和作用同样重要。

第4部分

专科重症监护病房

第14章

外科和骨科术后患者的护理

简介

外科和骨科患者术后一般会被送到麻醉复苏室，达到一定的参数要求后再转到病房。此类患者经常需要特殊的护理。

胸管管理、伤口护理、中心静脉压监测(CVP)、疼痛管理、肺部并发症和深静脉血栓(DVT)的预防等都是术后护理的重要内容。

骨科手术非常常见，有些患者术后需要重症监护。正确为患者翻身和放置合适体位，以及对牵引等外固定患者的护理技术都是重症监护护士必备的技能。

本章学习内容：

1.胸管的放置、护理和拔除技术；

2.中心静脉压监测的置管和拔管；

3.术后患者伤口护理指引；

4.骨科患者术后护理指引；

5.术后肺部并发症和深静脉血栓的预防技巧。

胸管

胸管(CT)插管的原因有很多,如脓胸、血胸、胸腔积液和气胸等。它的首要功能是从胸腔引流空气、血液和(或)渗液,促使肺复张。另外,胸管能重建负压。胸管需由高级从业人员采取无菌技术放置,且需要行胸部 X 片确认导管位置。本章主要讨论放置在胸腔内的引流管,纵隔引流管是在冠状动脉搭桥术后(CABG)放置,用于预防心脏周围液体积聚,将在第16章进行详细讨论。

胸管与由两部分组成的引流系统连接:一个收集瓶和一个用于防止患者呼吸时,空气进入胸腔的水封瓶。大多数引流装置由 3 个瓶体组成:引流瓶、水封瓶和连接吸引器的控压瓶。

大多数医院使用 Pleur-evac 装置,它由 3 个瓶体组成。引流瓶通过一个连接到胸管的管道收集患者引流液。水封瓶内含约 2 cmH_2O,起密封作用。控压瓶用于吸痰,吸痰量由其内水的量决定。医嘱要求或制造商建议水平一般为 – 20 cmH_2O。

===== **快速阅读** =====

　　Pleur-evac 装置的安装步骤：

1. 将装置竖立在地面或操作台水平；
2. 使用漏斗或 50 mL 注射器向水封瓶添加蒸馏水或生理盐水到 2 cm 刻度处；
3. 向控压瓶添加相同的溶液到医嘱要求的水平位；
4. 将控压瓶管道连接至吸引器；
5. 将引流瓶管道连接至胸管，或暂时用无菌治疗巾覆盖，直到胸管插入以后再连接，确保无菌。

（Adapted from Alspach，2006；Chohan & Munden，2007；Ehlers，2007；Nettina，2010；Wyckoff et al.，2009.）

　　其他胸管引流装置的准备工作请参阅制造商/医院规定。水封瓶内应该能观察到液面起伏。如果患者是自主呼吸，则吸气时液面水平升高，呼气时液面水平降低。如果使用呼吸机，则正好相反。如果肺已复张或管道泄漏，则不会出现液面波动。如果未发现液面波动，则鼓励患者咳嗽和深呼吸，并调整患者体位。如果仍然没有波动，需通知医生。

　　水封瓶内应该会断断续续地看到少量气泡。但是，如果突然出现大气泡，很可能是因为漏气。应检查所有的连接处，评估整个引流装置有无裂缝或破口。如果大气泡持续存在，需通知医生。

　　未使用水的引流装置，应密切监测负压和吸入压力表，防止负压过大。

== 快速阅读 ==

胸管放置和治疗过程相关的并发症包括：出血、血胸、感染、肋间动脉破裂、疼痛、内脏器官穿孔、皮下气肿和导管阻塞等。

协助胸管插管的护理原则包括：

- 确认知情同意书已签；使用两种身份识别方法核对患者。
- 向患者及其家属提供健康教育和情感支持。
- 遵医嘱在操作前给药。
- 插管前连接好引流系统。
- 胸管的尺寸规格从 18～40 F 不等。询问高级从业人员需要什么规格的胸管，或几种规格都备好。
- 将患者置于床的一边，仰卧位，如果可能，将对侧手臂抬高至头顶以上，如果不能，则卷毛巾垫于肩膀下，以打开肋间隙。
- 床旁备好胸腔穿刺包，或以下无菌物品：

　1. 胸管；

　2. 1% 利多卡因；

　3. 21G、22G 和 25G 针头；

　4. 不同规格的注射器；

　5. 血管钳 2 把；

　6. 11 号手术刀片/刀；

　7. 合适的个人防护装备；

　8. 0 号丝线；

　9. 棉球和 4 英寸 ×4 英寸纱布(1 英寸约 2.54 cm)；

10. 凡士林油纱。

• 床旁备胶布。

• 胸管穿刺部位一般高于第六肋间。

• 穿刺部位消毒。

• 建立无菌区,铺手术巾。

• 插管过程中密切监测生命体征(VS)和呼吸状态。

• 插管成功后,行胸部 X 线检查确认导管位置。

• 记录操作过程、患者耐受情况和引流液性质。

　　胸管引流患者的护理措施包括:

• 密切监测生命体征和氧饱和度。

• 评估呼吸情况,观察:

　1. 呼吸频率;

　2. 呼吸节律;

　3. 呼吸音;

　4. 皮下气肿。

• 评估胸管引流液的性质、颜色和量。

• 确保引流系统始终低于患者胸部水平。

• 检查管路是否有弯折和堵塞。

• 检查管路是否有泄漏。

• 用胶布固定管道连接处。

• 在引流瓶上标记引流液水平及其日期和时间。

• 如果 1 小时内胸管引流液量超过 200 mL,呼叫医生。

• 如果发现胸管无引流物流出,呼叫医生。

• 呼吸状态改变,呼叫医生。

• 发现气管移位,立即呼叫医生。

- 遵医嘱给予止疼剂。
- 勤观察穿刺点是否有出血、渗液和异味。
- 每天一次并在需要时随时更换敷料，遵循无菌操作。
- 确保吸痰量在制造商规定或医嘱要求的范围内。
- 按需要向水封瓶内添加蒸馏水。
- 开胸术后的患者和有气管支气管泄漏的患者，不得夹闭胸管。
- 如果必须夹闭胸管（如更换引流管时），则需在一分钟内完成并恢复引流。
- 患者转运过程中，不得夹闭胸管。移出吸引瓶中的导管，引流系统会继续工作。
- 不要挤压胸管。
- 每天行胸部 X 线检查胸管位置。
- 如果胸管意外脱出，用凡士林纱布覆盖导管口处，并立即通知医生。评估呼吸状态。用无菌敷料盖住穿刺伤口，用胶布固定敷料的三个边，使得呼气时气体可从另外一边排出。这样可能有助于防止出现张力性气胸。
- 在患者耐受范围内进行伸展活动。
- 如果没有禁忌证，至少每 2 小时为患者翻身一次。
- 鼓励患者尽可能进行咳嗽和深呼吸。

（Adapted from Alspach, 2006; Chohan & Munden, 2007; Ehlers, 2007; Nettina, 2010; Stillwell, 2006; Wyckoff et al. , 2009.)

　　确认渗液和漏气问题解决之后，可拔除胸管。拔管操作在床旁进行。拔管之前可能需要暂时夹闭，以确认无渗液或漏气，并观察患者的耐受情况。

　　高级从业者拔管时需要床旁备一些用物，如 拆线包、凡士林油纱、4 英寸×4 英寸(1 英寸约 2.54 cm)无菌纱布和胶布等。护士应遵医嘱在操作前给患者用药。拔管要迅速,操作过程中嘱患者做 Valsalva 动作。贴敷料后,行胸部 X 线检查,检查是否再有积液或气胸/血胸。拔除胸管后要经常且准确地评估呼吸状态。

中心静脉压监测

中心静脉压(CVP)监测用于评估心脏功能和体液状态。它与右心房的压力相同。

中心静脉压监测导管经大静脉穿刺,如股静脉、颈静脉、贵要静脉或锁骨下静脉等,尖端深入上腔静脉、右心房以上约2 cm处。可以是单腔的,仅用于读取中心静脉压;也可以是多腔的,用于监测中心静脉压、抽血、输注液体和药物等。

中心静脉压监测导管的置管过程、护理和拔管与其他中心静脉导管类似。指导原则请参阅第 9 章。置管前要确保导管换能器已调零。正常中心静脉压为 2~6 mmHg,监测仪上应显示小波形,读取均值,并持续监测。

===== 快速阅读 =====

中心静脉置管和中心静脉压监测相关的并发症包括:空气栓塞、心包积液、心脏压塞、导管移位、出血、血胸、感染、气胸、血栓形成、室性心律失常和血管损伤等。

中心静脉压监测的护理技巧如下:

- 如果发现高波,压力读数在 25~30 mmHg,应怀疑导管移动至右心室。立即通知医生。
- 持续监测心电图。
- 确保监测报警的参数设置正确且处于开启状态。
- 如果中心静脉压数值变化超过2,通知医生。
- 确保换能器与心脏水平一致。
- 患者变换体位时也要相应改变换能器的水平,并重新调零。
- 在呼气末读取压力值。
- 每日行胸部 X 线检查,确认导管位置。
- 勤评估呼吸状态。
- 中心静脉压监测的故障排除技巧与肺动脉导管类似(请参阅第 11 章)。

(Adapted from Alspach, 2006; Chohan & Munden, 2007; Ehlers, 2007; Nettina, 2010; Stillwell, 2006; Wyckoff et al., 2009.)

术后伤口的护理

　　术后伤口护理的目的是预防感染和促进伤口愈合。以下是手术切口和伤口的一般护理指引,实际医嘱根据病情不同有所调整:
- 一期缝合的伤口使用干性敷料包扎。
- 二期缝合的伤口使用湿性敷料包扎,并在干燥后更换;此类伤口一般有感染。
- 干净的开放性伤口使用湿性敷料包扎,并在干燥前更换。
- 袋状敷料(类似造口袋)可用于保护伤口周围皮肤免受渗液

污染。

- 遵医嘱并按需换药,保持伤口干燥。
- 尽量不要在进餐前后换药。
- 有的医生会在术后第一次换药时亲自操作。护士应在去除旧敷料前跟医生确认。
- 至少使用两种身份识别方法核对患者。
- 确认患者过敏史。
- 向患者及其家属提供健康教育和情感支持。
- 更换敷料前遵医嘱给药。
- 评估实验室检查结果,如白细胞计数等。
- 注意生命体征,尤其是体温变化。
- 备齐所有用品,携带至病房。
- 严格无菌操作。
- 记录旧敷料上渗液的形态和气味。
- 评估伤口有无红肿、裂开等。
- 评估缝线、U 型钉、免缝胶带的外观。
- 不要使用棉球。
- 如需做伤口细菌培养,在清洁前采集标本。
- 用灭菌生理盐水清洁切口/伤口。
- 禁止向手术部位直接涂抹碘附或氯己定。
- 临近区域有两个切口的,应分别清洁包扎。
- 按照正确顺序清洁手术切口。切口部位比周围皮肤洁净;切口顶部(如果是垂直切口)比底部洁净。
- 清洁敷料外围 1 英寸(1 英寸约为 2.54cm)范围。如果不再需要更换敷料,则清洁敷料外围 2 英寸范围。

- 如果有引流管,应最后清洁,并从引流口开始向外清洁。
- 确保引流管远离手术切口。
- 遵医嘱冲洗伤口。
- 遵医嘱局部涂抹药物。
- 遵医嘱包扎伤口。
- 伤口不要包扎过紧。
- 如果经常需要更换敷料,则可以使用 Montgomery 带固定敷料。
- 清洁周围皮肤有利于胶带粘贴,而且能减少皮肤刺激。
- 周围皮肤可以涂抹保护性霜/乳液,以减轻引流物的刺激。
- 必要时使用引流纱布。如果没有引流纱布,则使用双层不含棉的纱布垫,剪开一个缺口,围绕引流管。
- 使用外科口罩支撑(非取代)下巴处的敷料。
- 一般术后 24 小时内的引流液最多。
- 遵医嘱每班一次并按需随时清空引流袋;记录引流液的性质、量和气味。

(Adapted from Alexander, 2006; Ehlers, 2007; Foreman et al., 2010; Nettina, 2010.)

骨科术后患者的护理

骨科术后患者需要勤评估外周脉搏、感觉、颜色、温度和毛细血管再充盈情况。根据手术类型不同,术侧肢体需要制动或限制活动。骨科手术切口相比其他手术切口更容易出血,尤其是在术后 24 小时内,所以要对患者进行密切监测,观察有无出血和休克等。骨科术后患者的疼痛管理也是至关重要的。

ICU 经常遇到全髋关节置换的患者,此类患者术后需要采取特定体位。最常见的是仰卧位。通过夹板、针头或 Buck 牵引使患侧髋轻微外展,禁止内收或弯曲。床头抬高不应超过45°～60°。为患者翻身时至少需要两名护理员,以提供足够的支持。

═══ **快速阅读** ═══

骨科手术并发症包括贫血、肺不张、筋膜室综合征、肺栓塞、出血、感染和肺炎。

牵引

某些骨科手术之后患者需要牵引。牵引分为皮肤牵引和骨牵引。牵引患者的护理措施如下:

- 向患者及其家属提供健康教育和情感支持。
- 获取有牵引架的牵引床。
- 获取所需的牵引重量、牵引绳、滑车等。
- 遵医嘱使用氯己定等医院规定的溶液,清洁牵引针孔处的皮肤。
- 实施牵引时遵照高级从业人员的指示。
- 实施牵引时保持患者头部中立位。
- 保持牵引锤悬空。
- 保持滑车灵活,禁止滑车附近牵引绳打结。
- 牵引绳不得接触床或其他设备。

- 踏板不得接触滑车或床尾。
- 保持拉力与骨牵引的长轴平行。
- 保持患者身体中立，与牵引绳和滑车平行。
- 如果没有禁忌证，则每 2 小时一次，并按需随时为患者翻身。
- 患者改变体位时不得移除骨牵引的重量。
- 患者翻身时保持身体中立平行。
- 全面评估皮肤，包括手术切口和牵引针孔处。
- 监测生命体征和体温。
- 勤评估术侧肢体。
- 勤触摸外周脉搏。
- 有效管理疼痛。
- 骨牵引针两端套上木塞或胶盖小瓶。
- 保持床单清洁、平整和干燥。
- 保护足后跟和肘关节。

（Adapted from Ehlers，2007；Nettina，2010.）

═══════════════ 快速阅读 ═══════════════

　　牵引的并发症包括：感染、感觉丧失、肌肉痉挛、麻木、疼痛和皮肤破损等。

穿针外固定疗法

　　穿针外固定疗法将钢针通过皮肤穿入骨质，另一端连接至外部金属固定架。常用于开放性骨折和软组织损伤严重的骨折。操作需在手术室完成,并发症与牵引类似。

穿针外固定患者的护理指引:

- 牵引针两端套上木塞或胶盖。
- 向患者/家属提供健康教育和情感支持。
- 评估患侧肢体的脉搏、感觉、颜色、温度和毛细血管再充盈情况。
- 评估针孔和伤口的红肿、疼痛和渗血渗液情况。
- 有效管理疼痛。
- 每 2 小时一次并在需要时随时,为患者翻身。
- 遵照医院规定对针孔和伤口进行清洁。
- 按需要用水清洁外固定器。
- 按需要抬高肢体。

(Adapted from Ehlers, 2007; Nettina, 2010.)

术后肺部并发症和深静脉血栓的预防

肺部并发症的预防

=== 快速阅读 ===

术后患者发生肺部并发症的风险升高,如异物吸入、肺不张、微型肺不张和肺炎等。这些并发症会减慢伤口愈合,延长住院时间,增加医疗费用,并增加致残率。

预防术后肺部并发症的护理措施包括:

- 向患者/家属进行解释说明,并提供情感支持。
- 有效管理疼痛。
- 进行口腔卫生。
- 在患者耐受范围内抬高床头。
- 遵医嘱进行氧气治疗。
- 对伤口进行夹板固定后鼓励患者咳嗽和深呼吸,如果可能,每2小时一次。
- 按需要吸痰。
- 观察痰/分泌物的颜色、性状、气味和量的变化。
- 如果可以,鼓励患者每2小时进行一次诱发性肺活量训练。
- 密切监测呼吸状态和呼吸音。
- 监测氧饱和度。
- 勤检查生命体征、体温和血流动力学。
- 评估甲床颜色的变化。
- 为患者变换体位;每2小时翻身一次。
- 如果可能,进行全范围关节运动。按照治疗方案咨询物理治疗师。
- 如果没有禁忌证,应早期下床活动。

深静脉血栓的预防

医院术后患者深静脉血栓(DVT)的发生率高达40%(Nettina,2010)。这些栓子可能会运行到肺动脉,从而引发严重的并发症。

═══════ **快速阅读** ═══════

> 深静脉血栓通常没有任何症状和体征。不过,应该特别注意大腿或小腿的疼痛、抽筋等情况,伴有低烧或不伴有发冷、出汗,以及足背脉搏减弱或肢体肿胀等。

术后一般常规采取深静脉血栓预防措施。

实际医嘱和护理措施因所在医院、手术类型、操作者习惯不同而有所区别。以下是预防深静脉血栓的一般护理指引:

- 向患者及其家属提供健康教育和情感支持。
- 勤评估毛细血管再充盈情况、外周脉搏和小腿/大腿/足的感觉和肿胀情况。
- 遵医嘱给予抗凝药。
- 足量补液。
- 检查是否有 Homan 呈阳性。
- 不要按摩大腿/小腿。
- 如果可能,每 2 小时为患者翻身一次。
- 膝盖底下不要垫卷毛巾。
- 如果没有禁忌证,则进行全范围关节运动。
- 遵医嘱使用间歇充气加压装置或足底静脉泵。
- 如果可能,早期进行下床活动。

(Adapted from Nettina, 2010; Stillwell, 2006.)

第15章

神经重症监护病房

简介

ICU 的患者病情变化多样,经常需要持续监测,并需要专业的护理。重症监护护士只有热爱自己的工作,才能为患者提供所需的护理。神经重症监护病房(NICU)也毫无例外。其内收治颅内动脉瘤、脑病、头部创伤、颅内压增高、癫痫、卒中和脊髓损伤等患者。

这些错综复杂的病症需要专业的治疗、设备和护理措施。全面的神经功能评估需要通过格拉斯哥昏迷量表(GCS)和其他一些检查来完成。神经重症监护病房可能用到的监测设备包括颈静脉血氧饱和度监测仪($SjvO_2$)、经颅多普勒(TCD)和脑电图(EEG)等。

本章学习内容:

1. 格拉斯哥昏迷量表的具体内容和全面神经功能评估的护理指引;

2. 颅内压的管理,包括脑室引流管的护理和故障排除技巧;

3. 颈静脉血氧饱和度监测的置管和故障排除技巧；

4. 经颅多普勒和脑电图的定义。

神经功能评估

在神经重症监护病房,患者护理的一个重要方面是进行全面的身体评估和神经功能评估,评估要点请参阅第 5 章图 5.1。进行全面身体评估的原因是,患者正常神经功能或缺陷往往表现在身体多个部位。此外,在进行神经功能评估时应采用多种评估技术:

1. 意识水平。

2. 格拉斯哥昏迷评分;见图 15.1。

3. 检查是否有视神经盘水肿。

4. 运动功能。

5. 感觉功能。

6. 眼球运动;凝视。

7. 疼痛;头疼。

8. 恶心/呕吐。

9. 颅神经。

10. 肌力试验。

11. 肌张力。

12. 深反射。

13. 浅反射。

（Adapted from Alspach, 2006; Chohan & Munden, 2007; Nettina, 2010; Stillwell, 2006; Wyckoff et al., 2009.）

医生和医疗团队的其他成员使用以上检查结果确认患者的基线值,并作为量表,评价身体和神经功能状态。

有大量的检查可用于诊断神经功能改变的原因,并协助确定治疗方案,包括:动脉血气分析、血液检查、脑血管造影、脑脊液(CSF)分析、CT扫描、脑电图、诱发电位检查、腰穿、神经传导功能检测、磁共振血管造影(MRA)、磁共振成像(MRI)、椎管造影、正电子发射计算机断层扫描(PET)、单光子发射计算机断层摄影扫描(SPECT)、脊髓血管造影、毒理学筛查、经颅多普勒、尿液检验和X线检查等。

图15.1　格拉斯哥昏迷评分量表

反应	分数
睁眼反应	
·自发睁眼:睁眼/不用刺激即可眨眼	4
·言语刺激睁眼或命令	3
·疼痛刺激睁眼	2
·对刺激无反应	1
语言反应	
·说话有条理	5
·可应答,但有答非所问的情形	4
·只能说出(不适当)单词	3
·只能发音	2
·无反应[因气管插管或切开而无法正常发声,以"T"(tube)表示]	1
运动反应	
·可依指令动作	6
·对疼痛刺激定位反应	5
·对疼痛刺激屈曲反应	4
·疼痛刺激后肢体异常弯曲:呈"去皮质强直"姿势	3

(待续)

图 15.1(续)

·疼痛刺激后肢体异常伸直:呈"去脑强直"姿势　　　　　2
·对刺激无反应　　　　　　　　　　　　　　　　　　　1

注:得分≥15 即视为正常。

(Adapted from Alspach, 2006; Centers for Disease Control and Prevention, 2010; Nettina, 2010; Rowlett, 2000; Wyckoff et al., 2009.)

颅内压的管理

颅内压是指颅内容物(脑组织、脑脊液、血液)对颅腔壁的压力,正常值为 5 ~ 15 mmHg。颅内压增高是一种紧急状况,需要快速治疗,预防大脑缺血。多种重症神经系统疾病,如颅内出血、脑水肿、创伤性脑损伤、脑肿瘤、脑脊液问题、癫痫和卒中等,多伴有不同程度的颅内压增高。有 4 种基本的颅内压监测类型:硬膜外传感器、脑实质内压力监测、蛛网膜下腔监测和脑室导管。其中,脑室导管是最常用的。

脑室导管

一根脑室或脑室内导管经颅骨钻孔被置入侧脑室。这一操作过程可以在手术室,也可以在床旁完成,属于无菌操作。患者置于仰卧位,床头抬高 30° ~ 45°。

脑室导管是目前最精确的测量颅内压的方式。它也是进行颅内压管理的一个重要工具,可进行脑脊液引流。脑室切开引流置管和脑室外引流(EVD)置管都属于脑室导管。

带探头的导管与外置不含防腐剂的、注满盐水的系统相连，可以进行脑脊液引流。传感器固定，并保持在外耳道（室间孔）水平。将外部传感器远端与引流系统相连接，即可进行脑脊液引流。

对装置进行校准并放在合适的水平位置，则监测器上就会持续显示准确的读数。治疗过程中应经常校准；打开报警铃，并根据患者病情设置报警参数。颅内压监测不用常规冲洗导管，因为冲洗可能会导致颅内压增高。

脑室导管穿刺点保持清洁干燥，贴覆封闭敷料。相关操作需严格遵守无菌技术原则。

========== 快速阅读 ==========

通过脑室导管进行颅内压读数非常简单：

1. 遵医嘱进行调零，传感器置于外耳道水平；

2. 必要时关闭脑脊液引流系统；

3. 在呼气末进行颅内压读数。

（Adapted from Ehlers，2007；Kirchman，2010；Nettina，2010；Stillwell，2006；Wyckoff et al.，2009.）

颅内压读数显示在与换能器和系统相连接的监测器上。正常波形较小，应读取均值。正常有3个峰值，不过有的患者可能有多于3个峰值。

脑室导管监测颅内压的故障排除技巧如下：

• 确定已按照制造商或医院规定正确调零。

• 患者更换体位后或移动系统后，重新以外耳道为准调整换能器的位置。

- 确保系统内没有气泡。

- 只有当医生下医嘱专门要求时,才可以冲洗导管。

- 低平波:可能提示导管堵塞、系统内有气泡或接头连接处松动。将管路中的气泡排出,冲洗除导管外的整个系统,不要将气泡推入患者体内。检查并固定系统连接处。如果问题仍然存在,需通知医生。

- 压力读数错误性过高/低:调整换能器的水平;检查管道有无气泡,有气泡及时排出。

- 如果颅内压读数升高,且持续超过 1 ~ 2 分钟,需通知医生。

- 患者转移过程中,注意换能器的水平,可暂停引流。

- 如果发现脑脊液无引流、引流量过大或脑脊液性质发生变化,及时通知医生。

(Adapted from Alspach, 2006; Chohan & Munden, 2007; Ehlers, 2007; Kirchman, 2010; Nettina, 2010; Stillwell, 2006.)

════════════ **快速阅读** ════════════

　　依靠重力作用的脑脊液引流可以是持续性的,也可以是间歇性的,根据医嘱而定。脑脊液引流系统的护理指南如下:

- 引流瓶固定在床头板或床旁输液杆上;

- 引流管开口位于脑室间孔或其他医嘱规定的水平;

- 引流瓶不能过高或过低;两种情况都可能引起脑脊液引流和颅内压变化;

- 每小时一次并按需随时记录脑脊液引流的性质和量;
- 脑脊液引流系统需保持无菌,更换引流袋时严格遵守无菌技术操作原则,并在新的引流袋上标明日期、时间和缩写。

(Adapted from Alspach, 2006; Chohan & Munden, 2007; Ehlers, 2007; Kirchman, 2010; Nettina, 2010; Stillwell, 2006.)

收集脑脊液样本进行分析需要医生开医嘱。采集过程需严格按照无菌技术操作,遵守医院规定,并注意检查所需的脑脊液量。

脑室导管由医生拔除,需严格遵守无菌技术操作原则。拔管后,穿刺点需贴覆无菌敷料,至少24小时。

=== 快速阅读 ===

脑室导管相关的并发症包括:导管堵塞、出血、脑缺血和死亡。有创颅内压监测的禁忌证包括脑室狭窄和血管病变。

其他颅内压监测方式

蛛网膜下腔螺栓是注满液体的颅内压监测系统。颅骨钻孔后透过硬脑膜将中空的、装有不含防腐剂的盐水的螺栓置于蛛网膜下腔。蛛网膜下腔脑脊液压力可以通过螺栓传递到压力换能器进行测压。该方法操作简单,可在床旁完成;而且与脑室导管相比,感染风险低;不过,螺栓容易堵塞,而且不能引流脑脊液,需要频繁地重新校准,其准确度也不及脑室导管。

硬膜外导管经颅骨钻孔插入,尖端置于硬膜外腔;比脑室导管和蛛网膜下腔螺栓的创伤小,操作简单,不需要重新校准,而且感染率低。不过,硬膜外导管很容易折断,不能进行脑脊液引流,不够精确,而且可能移位。

脑实质内压力监测将带光纤探头的导管经螺栓插入脑室、硬膜下腔或脑实质内。操作简单、性能稳定,而且只需在置管完成后校准一次。不过,该方法不能进行脑脊液引流,而且光纤容易断裂。

颅内压增高的预防管理

导致颅内压增高的因素有很多,比如:头颈部或髋关节过度屈曲、液体超负荷,头部旋转 >90°、高碳酸血症、缺氧、快速动眼睡眠、吸痰、Valsalva 动作、活动过多休息不足等。

通过治疗、用药和一些护理措施可以降低颅内压增高的风险。特定的护理措施包括:

• 如果没有禁忌证,则保持床头抬高 30°。
• 确保头部置于正中位。
• 防止体温过低或过高。
• 不要快速给患者升温或降温。
• 尽量防止患者颤动。
• 密切监测神经功能状态、生命体征、血流动力学和呼吸状态。

- 动脉血二氧化碳分压维持在 35 ~ 45 mmHg。
- 呼气末正压维持在 < 10 cmH$_2$O。
- 只在必要时吸痰。
- 将血压维持在医嘱规定的参数范围内。
- 密切监测液体状态,并按需调整;医嘱经常要求限制补液。
- 遵医嘱将血糖维持在正常范围内。
- 监测有无癫痫并遵医嘱进行处理。
- 有效管理疼痛。
- 遵医嘱按需预防和治疗躁动。
- 使用甘露醇治疗脑水肿:
  1. 使用前评估电解质水平和渗透压;
  2. 遵医嘱在给予甘露醇时同时给予 50 mL5% 的白蛋白,预防颅内高压反弹。
- 给予利尿剂,如呋塞米等。
- 给予糖皮质激素。
- 给予利多卡因。
- 给予高渗盐水(2% 或 3%)。
- 通过药物诱导昏迷降低大脑的代谢需求。
- 采用控制性过度换气疗法。
- 鼻胃管和(或)导尿管插管。
- 纠正/改善引发颅内压增高的原发疾病。
- 向患者及其家属解释说明以下事项:
  1. 患者状态;
  2. 操作过程;
  3. 正确体位的重要性;

4. 限制 Valsalva 动作。

• 提供平和安静的环境。

(Adapted from Alspach, 2006; Chohan & Munden, 2007; Ehlers, 2007; Kirchman, 2010; Nettina, 2010; Stillwell, 2006, Wyckoff et al., 2009.)

颈静脉血氧饱和度

颈静脉血氧饱和度监测仪测量颈静脉血氧饱和度($SjvO_2$)。与中心静脉导管类似,将一根光纤维导管通过导引器置入,导管尖端放置在颈内静脉球部,并连接至监测仪。置管过程须严格遵守无菌技术操作原则。

颈静脉血氧饱和度测量的是大脑灌注后的静脉血液的氧饱和度,正常值为55%~75%。监测仪读数大于正常值提示大脑高灌注;读数过低提示大脑缺血和(或)颅内压升高。颅内压常与颈静脉血氧饱和度同时监测。

协助颈静脉血氧饱和度监测导管的置管过程需遵循以下护理指引:

• 使用两种身份识别方法核对患者。

• 向患者/家属解释说明,取得合作。

• 备齐所需物品和设备。

• 戴上无菌手套。

• 准备好压力导管并按照制造商或医院规定进行系统校准。

• 将患者置于头部正中位。

• 床头抬高30°~45°。

- 患者的准备及无菌区域的建立与中心静脉导管置管操作类似。详情请查阅第 9 章。
- 床旁备 5 F 导引器和 4 F 颈静脉血氧饱和度监测导管。
- 协助医生穿戴个人防护装备。
- 置管过程中密切监测患者。
- 连接压力导管。
- 抽血并冲洗颈静脉导管的双腔。
- 清洁穿刺点。
- 贴覆无菌封闭敷料。
- 抽血做颈动脉血气分析。
- 记录颈静脉血氧饱和度读数和操作过程中患者的耐受情况。
- 行 X 线检查,确认导管位置。

（Adapted from Alspach, 2006；Chohan & Munden, 2007；Ehlers, 2007；Nettina, 2010.）

========= 快速阅读 =========

颈静脉血氧饱和度监测仪的故障排除技巧:

- 确认读数是否准确:每隔 8 小时抽血进行血气分析,如果连续监护仪的读数与血气分析值的偏差在 4% 以内,说明监护仪的读数是准确的;
- 每次轮班都按照制造商规定进行系统校准;
- 慢速抽血,约 1 mL/min;
- 光强度过低:通知医生;做好换管准备;
- 光强度过高:将患者头部置于正中位;
- 导管堵塞:抽血直到畅通,且能看到正常强度的光;

> • 监护仪读数呈节律性改变,提示导管卷曲。通知医生,做好 X 线检查和换管准备;
> • 如果置管后颅内压持续升高,超过患者基线 5 mmHg,则需做好拔管准备;
> • 通知医生血氧饱和度下降。
>
> (Adapted from Alspach, 2006; Chohan & Munden, 2007; Ehlers, 2007; Nettina, 2010.)

颈内静脉置管的拔管步骤与中心静脉导管和肺动脉导管类似,详情请参阅第 9 章和第 11 章。与颈内静脉置管和颈静脉血氧饱和度监测相关的并发症包括:出血、误穿动脉、静脉回流受阻、颅内压增高、气胸和血栓形成。

其他神经功能监测方式

经颅多普勒(TCD)是一种用于检测大脑供血动脉是否有阻塞的超声检查。它也可以检测血管痉挛。经颅多普勒无创无痛,可在床旁进行,而且能实时出结果。

脑电图用于测量大脑中的电活动。持续脑电图监测需将电极片放置在头皮,可在床旁进行。它有助于诊断癫痫,并可观察脑缺血区域且无创无痛。

第16章

常规心脏护理和冠状动脉
搭桥术后患者的护理

简介

　　根据美国心脏协会统计,2006年,美国的心血管疾病患者超过8100万。其中,约83万死于并发症。而幸存者中,近18万患者发生过急性心肌梗死或心绞痛。即使不是在心脏重症监护病房,其他ICU的护士也经常面对存在心脏问题的患者。所以,每一个重症监护护士都应该熟练掌握心脏护理技术。

本章学习内容:

1. 常规心脏护理指引;

2. 心导管术/心脏电生理检查的准备工作及术后苏醒;

3. 动脉和静脉鞘管移除技术;

4. 冠状动脉搭桥术后患者的护理指引。

心脏护理

ICU 的患者经常需要心脏护理,即使心脏问题不是他们入院的首要原因。常规的心脏护理措施如下:

- 收集患者的完整病史资料,包括现在的主诉(例如胸痛/气短的发作和加重因素)、心脏病史、家族心脏病史、当前用药以及过敏史等。
- 进行全面的身体评估(详情请参阅第 5 章);特别注意脉搏、颈部静脉、心音(注意杂音)和呼吸音。
- 监测生命体征和血流动力学。
- 监测心电图;基本的心律解读请参阅附录 B。
- 检测十二导联心电图;连接位置请参阅附录 C。
- 评估实验室检查结果;尤其是血糖(BG)、脑钠肽(BNP)、血常规、凝血因子、肌酸激酶(CK)、C 反应蛋白、电解质、肌红蛋白、肌钙蛋白 I 和肌钙蛋白 T。
- 确认已完成 X 线、CT、MRI 和心脏负荷试验等诊断检查。
- 得到实验室及其他检查结果后,患者出现新的主诉时,或发现生命体征、血流动力学或评估结果改变时,都要及时通知医生。
- 遵医嘱给予胺碘酮(可达龙)、硝酸甘油、肝素、氯吡格雷(波立维)、他汀类药物等。
- 正确护理外周静脉输液和中心静脉导管穿刺部位,详情请参阅第 9 章。
- 逐渐滴定血管活性药物,如多巴胺、多巴酚丁胺、肾上腺素、去甲肾上腺素或硝酸甘油等,直到维持生命体征和血流动力学在医嘱要求的参数范围内。

- 每2小时为患者翻身一次。
- 提供适当的皮肤和口腔护理。
- 确保充足的营养摄入。
- 必要时咨询营养师、物理治疗师、职业治疗师和医疗团队的其他成员。
- 向患者/家属提供健康教育和情感支持。

团队合作能提高患者预后结果。让患者本人和家属参与治疗是至关重要的。

心导管术

心导管术由心脏科医生在心脏导管室(CCL)内进行,操作过程中需严格遵守无菌技术操作原则。左侧心导管通过鞘经股动脉(一般选右侧)穿刺插入。有时会经肱动脉穿刺,一般不选择桡动脉穿刺。在透视引导下,将导管送至冠状动脉开口内,注射造影剂,使得冠状动脉显影,异样或堵塞都会显示出来,可以观察心脏的解剖结构、瓣膜和功能。医生可以据此行血管成形术、支架置入术和动脉粥样硬化斑块切除术。

右心导管术可用于评估肺动脉压和进行心脏组织活检。经肘前静脉或股静脉穿刺,在透视引导下操作。操作过程中,患者处于诱导镇静状态,以减轻疼痛和焦虑。通常进行中等药物剂量的意识镇静,不过有时需要全身麻醉。

快速阅读

可能给予的药物包括:肝素、比伐卢定(Angiomax)、氯吡格雷(波立维)、糖蛋白 IIb/IIa 抑制剂、阿司匹林和血管活性药物等。有些药物可能在患者回到 ICU 后还要继续使用。

心导管术的准备工作包括:

1. 核对医嘱。

2. 使用两种身份识别方法核对患者。

3. 确认知情同意书已签。

4. 向患者解释说明,并提供情感支持。

5. 核对患者过敏史;注意患者是否对造影剂、贝类和碘过敏;如果过敏,通知医生。

6. 确认患者的目前用药以及是否需要在手术当日停药;通常华法林需要在手术前 3 天停药;含有二甲双胍的药物应该在手术当日停用。

7. 遵医嘱术前给药。

8. 遵照医院规定进行患者禁食;一般从术前 4~6 小时开始禁食。

9. 确保静脉通路畅通。

10. 评估血尿素氮/肌酐酶、血常规、电解质和白细胞水平;发现异常及时通知医生。

11. 评估并标记足背和胫后脉搏。

12. 按照医院规定对穿刺部位进行备皮。

在大多数医院,心导管术后患者会被送往恢复室,其他医院则直接送到 ICU。无论采取哪种方式,术后恢复期的护理都是类似的:

1. 评估生命体征和血流动力学:每 15 分钟一次,4 次之后改为 30 分钟一次,再 4 次之后如果患者病情稳定,可改为常规评估。

2. 持续监测心电图。

3. 按需给氧,维持氧饱和度 >92%。

4. 每次检查生命体征的同时评估穿刺部位;发现异常及时治疗。

5. 术后 12 小时内评估疼痛情况,至少每小时一次。

6. 每次检查生命体征的同时评估外周脉搏。

7. 评估凝血因子和其他实验室检查结果。

8. 评估结果、生命体征、血流动力学、穿刺点、脉搏、心电图、疼痛状态或实验室检查结果发现异常及时通知医生。

9. 床头抬高不要超过 30°。

10. 确保穿刺侧肢体制动。

11. 遵医嘱按需给予止吐药。

12. 向患者及家属提供健康教育和情感支持。

13. 每 2 小时为患者翻身一次。

14. 鼓励患者咳嗽和深呼吸。

15. 术后继续停用 48 小时二甲双胍。

动脉穿刺点必须进行密切监测。血管闭合器(如 Angio-Seal™ 或 Perclose™)可能会被用于缝合伤口。可能需要手动按压止血。即使在拔除鞘管之后,穿刺点仍有可能出现渗液、淤血、血肿和腹膜后出血等。

　　如果出现血肿,对穿刺点进行手动按压,约 10 ~ 15 分钟。用皮肤笔标记血肿范围,并继续勤评估穿刺点。背部疼痛可能指示腹膜后出血。注意患者的背部和腹股沟疼痛。

　　如果动脉鞘管在术后留置,则最终需由 ICU 护士拔除,步骤如下:

　　1. 核对医嘱;使用两种身份识别方法核对患者。

　　2. 向患者及家属解释说明,取得合作。

　　3. 去除鞘管前,遵照医院规定完成穿刺部位的消毒等准备工作。

　　4. 从鞘管抽取 5 ~ 10 mL 血液。

　　5. 戴无菌手套。

　　6. 拆除缝线。

　　7. 在穿刺点上方 1 英寸(约为 2.54 cm)处加压,同时快速去除鞘管。

　　8. 持续加压止血。

　　9. 可能需要按压 15 ~ 20 分钟才能止血。

　　10. 加压力度适中,不可阻断外周脉搏。

　　11. 操作过程中密切监测心电图。

　　12. 勤监测生命体征和外周脉搏。

　　13. 穿刺点贴覆无菌辅料。

　　14. 某些医院建议在去除鞘管后使用加压敷料、止血加压器或沙袋。

　　15. 遵照医院规定确保肢体制动,一般是去除鞘管后的 6 小时。

16.继续按时检查穿刺点和患者情况。

(Adapted from Chohan & Munden, 2007; Ehlers, 2007; Nettina, 2010; Stillwell, 2006.)

拔除鞘管可能引发迷走神经反射,导致心率减慢、血压下降等,一般可给予补液和(或)0.5 mg阿托品治疗。在拔除鞘管前要做好应对这种情况的准备,通知另外一名医疗团队成员待命。

═══════ **快速阅读** ═══════

> 心导管术相关的并发症包括:心律失常、出血、心包积液、心脏压塞、心律不齐、栓塞、心内膜炎、外周脉搏减弱、穿刺点或腹膜后血肿形成、心肌梗死、肺水肿、造影剂过敏反应、血栓形成、卒中和血管迷走神经反射。

心脏电生理检查

心脏电生理检查的位置一般与心导管术的置管位置相同。需进行静脉置管,一般选择股静脉、锁骨下静脉、颈内静脉或头静脉。先插入鞘管,然后在透视引导下将导管送至右心房、右心室,或左心房。

操作过程需严格遵守无菌技术操作原则,并对患者进行中等药物剂量意识镇静,很少会进行全身麻醉,可能需要给予抗凝剂。

如果检查发现患者的心脏电传导系统异常,可能会需要消融、安装起搏器或植入内部心脏除颤器等。心脏电生理检查相关的并发症与心导管术相类似。

心脏电生理检查的患者准备工作与心导管术相类似,不过,有许多药物需要在操作前停用,如β受体阻滞剂等。在操作前应核对医嘱。操作后的监测和护理措施与心导管术基本一致,只是没有鞘管。

ICU内静脉鞘管的拔除步骤和动脉鞘管的拔除步骤一样,但是手动按压部位在穿刺点下方1英寸处。如果两侧股静脉各有一个鞘管,应分2次去除。如果同一静脉内有2个鞘管,应同时去除。去除颈部静脉鞘管时,尽可能将床头抬高30°以上。

冠状动脉搭桥术后患者的护理

冠状动脉搭桥手术患者的准备工作与心导管术患者相类似。遵医嘱进行术前皮肤和口腔护理。按照严格麻醉指南禁食。

冠状动脉搭桥术后患者在全麻未完全苏醒前,就被送到心血管重症监护病房(CVICU),并在此度过恢复期。在这里,高度专业化的护士团队分工合作,分别接收报告,评估患者,为患者升温和连接室内呼吸机、监测仪、吸引器以及其他所需的设备。

冠状动脉搭桥手术患者的术中插管包括鼻胃管或口胃管、心外膜电极导线、纵隔引流管、胸腔引流管、肺动脉导管、动脉导管和导尿管等。胸骨切口和隐静脉穿刺点用敷料覆盖,导管穿刺经常会选择桡动脉。

手术刚结束时,由于麻醉的作用,患者没有反应,而且需要输注多种药物、液体和血液制品以稳定血流动力学。

大多数患者很快就可以停用呼吸机和这些药物。而且随着麻醉作用的消退,他们会渐渐苏醒。不过,有时候,患者可能需要继续滴注血管活性药物,进行主动脉内球囊反搏治疗和(或)持续的呼吸机辅助;最坏的情况是,患者可能需要再进手术室,以评估大出血或减轻心脏压塞。

冠状动脉搭桥术后恢复期患者的一般护理指引包括:

- 患者到达病房后即进行全面的身体评估,详情请参阅第5章。
- 持续监测生命体征、血流动力学和心电图。
- 每小时评估神经功能状态、胸管引流情况、心音、呼吸状态、穿刺部位、外周脉搏和尿量。
- 遵医嘱给予血管活性药物,并进行静脉补液,维持收缩压在100～120 mmHg。
- 监测实验室检查结果,发现异常及时通知医生。
- 监测血糖值并遵医嘱给予治疗。
- 按照医院规定遵医嘱输入血液或血液制品。
- 如果2小时的胸管引流液量＞100 mL,需通知医生。
- 遵医嘱纠正电解质失衡。
- 帮助患者升温至37℃左右。
- 有效管理疼痛。
- 遵医嘱按需给予抗激动/躁动药物。
- 按需吸痰。
- 评估气管内导管的位置,每班至少评估一次。
- 根据治疗方案需求,进行呼吸机脱机试验;护理指引详情参阅第10章。
- 拔管之后,鼓励患者咳嗽和深呼吸,并进行诱发性肺活量训练。
- 进行胸管护理;详情参阅第14章。如果医嘱要求,可以轻轻挤压纵隔引流管;胸腔引流管不可挤压。

- 协助胸管拔管;护理指引详情参阅第 14 章。
- 经心外膜电极导线临时起搏及其护理详情请参阅第 13 章。
- 心外膜电极导线的移除由高级从业者在床旁操作,移除后用无菌封闭敷料贴覆到穿刺点。
- 术后行胸部 X 线检查确认。
- 做好每天行 X 线检查的准备。
- 每 2 小时为患者翻身 1 次。
- 帮助或协助患者做全范围关节运动。
- 术后清晨,如果可以帮助患者下床坐到椅子上。首次活动时,胸管引流液可能突然增多。
- 按照医院规定每天 1 次进行胸骨/腿/手臂的伤口护理。
- 遵医嘱使用序贯下肢气囊加压装置,防止深静脉血栓形成。
- 经常为患者/家属提供健康教育和情感支持。
- 尽早咨询物理治疗师、职业治疗师和医疗团队的其他成员,以提高患者预后结果。
- 必要时进行高级心脏生命支持。

(Adapted from Chohan & Munden, 2007; Nettina, 2010; Stillwell, 2006.)

━━━ **快速阅读** ━━━

常被用于维持血流动力学的药物包括:多巴酚丁胺、多巴胺、肾上腺素、去甲肾上腺素、异丙肾上腺素、硝酸甘油、米力农、硝普钠和血管加压素等。

一些冠状动脉搭桥术后患者需要监测左心房压。它能反映左心室功能、整体心血管和血流动力学状态。

手术过程中将导管经纵隔切口穿过肺上静脉,置入左心房。将导管尾端与换能器连接,监测波形,与肺动脉压的监测类似。使用空气过滤器以降低空气栓塞的风险。

左心房压正常值是 4 ~ 12 mmHg。导管不能冲洗。将传感器的空气端口与心脏的体表标志点对齐。在呼气末读取压力值,并取均值。患者变换体位时应重新调整传感器的水平。

左心房压监测系统的故障排除与肺动脉导管类似,只是禁止冲洗。如果波形低弱,尝试抽血。如果持续低弱,则需通知医生,并做好拔管准备。禁止经左心房压监测导管抽血或给药。

在左心房压监测过程中要密切监测心电图,观察室性心律失常,发现左心房压读数异常应及时通知医生。其体表穿刺点的护理与肺动脉导管穿刺类似。

左心房测压导管的拔管,一般由高级从业者在术后24 ~ 48小时进行。留置时间过长会增加空气栓塞的风险。拔管后可能会出血并在纵隔区积聚,应放置纵隔引流管 2 小时以上。拔管后穿刺点用无菌封闭敷料贴覆。

拔管后持续监测穿刺点是否有出血。

勤评估患者,观察是否有心脏压塞的体征和症状。

快速阅读

　　冠状动脉搭桥手术的并发症包括:心律失常、心包积液、心脏压塞、心律不齐、体液/电解质失衡、胃肠功能紊乱、出血、高血压或低血压、心肌梗死、肾衰竭、呼吸衰竭和卒中等。

　　心脏瓣膜置换/修复术、室间隔缺损修补术和其他需要切开胸骨的心脏手术患者的术后护理类似。这些手术相关的并发症与冠状动脉搭桥手术类似。

第17章

器官移植患者的护理

简介

美国目前有超过 100 000 名患者在等待进行器官移植。虽然此类患者在数量上远远不及心血管疾病患者，但是对于移植受体的护理及其术后恢复同样是护理学的一个重要方面。

身体的多个器官和组织都可进行移植。术后需要重症监护的受体包括：心脏、肝脏、肺、胰和肾移植患者。

本章学习内容：

1. 器官移植受体术后恢复的护理指引；

2. 移植排斥反应的症状、体征及其治疗；

3. 心脏、肝脏、肺、胰和肾移植患者各自特定的护理指引。

器官移植受体术后恢复的护理指引

患者需接受严格的检查，在满足受体条件之后，才能被录入美国器官共享联合网络(UNOS)轮候名单,并开始等待合适的供体。如果配型成功,患者将进行专门的器官移植手术。

以下护理措施适用于 ICU 内绝大多数器官移植受体患者:

- 按照医院规定对患者实行保护性隔离。
- 进入 ICU 即行全面的身体评估。
- 持续监测呼吸状态、动脉血氧饱和度、血氧饱和度和动脉血气分析。
- 经常进行身体评估和神经功能评估。
- 持续监测心电图;心律失常和心律不齐会很常见。
- 勤监测血流动力学。
- 逐渐滴定血管活性药物,直到维持生命体征和血流动力学在医嘱要求的参数范围内。
- 持续评估液体状态;每 12 小时一次计算体液平衡。
- 遵医嘱给予利尿剂,防止液体超负荷。
- 在外周静脉注射和中心静脉导管穿刺点的护理和换药过程中,严格无菌操作。
- 记录胸管引流液的颜色、性质和量。
- 如果 1 小时内胸管引流液量超过 200 mL,通知医生。
- 每班记录液体出入量。
- 评估实验室检查结果,发现异常通知医生。
- 帮助患者升温至 37°C 左右。
- 评估感染的体征/症状。
- 有效管理疼痛。
- 遵医嘱为患者输入去除白细胞的、巨细胞病毒阴性的血液和血制品。

- 每天行胸部 X 线检查。
- 遵医嘱进行呼吸机脱机试验。大多数移植患者预期在术后 24 小时内拔管。
- 进行胸部物理治疗、诱发性肺活量训练和体位引流;拔管后鼓励患者咳嗽和深呼吸。
- 向患者解释说明手术切口夹板固定疗法的作用和注意事项等。
- 遵医嘱给予 H2 受体阻滞剂或质子泵抑制剂。
- 评估胃肠功能状态,警惕麻痹性肠梗阻。
- 肠鸣音恢复则准备开始肠内营养。
- 记录每日体重。
- 遵医嘱给予抗细菌、抗真菌和抗病毒药物。
- 遵医嘱给予免疫抑制剂,比如

  阿仑单抗;

  硫唑嘌呤;

  皮质类固醇;

  环磷酰胺;

  环孢素;

  霉酚酸酯;

  西罗莫司;

  他克莫司。
- 检测血清免疫抑制药物浓度,确定其是否在治疗浓度范围内,并告知医生。
- 观察是否有急性排斥反应的症状和体征,如发烧、头疼、恶心、呕吐、寒战、全身乏力和体重增加。

- 怀疑发生排斥反应时,准备行器官活检。
- 如果没有禁忌证,则抬高床头 30°。
- 如果没有禁忌证,则每 2 小时为患者翻身一次。
- 提供或协助进行口腔护理。
- 在患者耐受范围内进行全范围关节运动。
- 在患者耐受情况下,鼓励早期活动和下床。
- 尽早咨询营养师、物理治疗师、职业治疗师、伤口护理专家和医疗团队的其他成员。
- 接受移植的患者术后需要大量的健康教育、情感支持和医学随访。

═══ **快速阅读** ═══

　　免疫抑制剂治疗对身体各个系统都可能产生毒性副作用。其表现包括:血糖升高、昏迷、神志不清、皮质盲、脑病、牙龈增生、高钾血症、高血压、白细胞减少、四肢瘫痪、抽搐和震颤等。器官移植相关的并发症包括:肺不张、渗血、感染、移植排斥反应、麻痹性肠梗阻、肺炎、肾脏衰竭、大出血和血栓形成等。

(Adapted from Alspach, 2006; Collins & Johnston, 2009; Nettina, 2010; Rudow & Goldstein, 2008; Stillwell, 2006; Wyckoff et al., 2009.)

移植排斥反应

　　任何类型的器官移植都可能出现排斥反应,主要分为 4 类:

超急性排斥反应、加速性排斥反应、T细胞介导的排斥反应和慢性排斥反应。不同类型的排斥反应的原因和症状不同,其治疗方式也不同。

移植排斥反应的一般症状包括:寒战、大汗淋漓、发烧、乏力、高血压、体重增加、食欲不振、移植部位压痛、外周水肿和尿量减少等。实验室检查和诊断检查结果因移植的器官不同而各异。

超急性排斥反应几乎在移植后即刻出现,而且无有效治疗方法。加速性排斥反应多发生在移植术后2~5天内,治疗常用血浆置换和静脉注射免疫球蛋白。T细胞介导的排斥反应一般在移植术后几天到几周内发生,治疗常用类固醇激素和(或)强化免疫抑制疗法。移植术后几个月到一年内出现的排斥反应一般是慢性的,而且不可逆转。会逐渐出现器官/移植功能丧失。

特定器官移植患者恢复期的护理指引

肺移植患者

- 勤行肺部听诊。
- 插管过程中评估气道压力和潮气量。
- 选择合适长度的吸痰管。
- 可能需要支气管镜辅助观察和移除分泌物。
- 有肺动脉高压病史的患者术后可能需要遵医嘱静脉注射前列腺素 E1 或吸入氧化氮。
- 单肺移植患者术后置于侧卧位,自体肺在下,移植肺在上;如果出现急性排斥反应,则自体肺在上,移植肺在下。

- 双肺移植患者术后平躺 6~8 小时,之后才可变换体位。
- 医生可能下医嘱要求使用持续侧方旋转床。

(Adapted from Alspach, 2006; Nettina, 2010; Stillwell, 2006; Wyckoff et al. , 2009.)

═══════ **快速阅读** ═══════

　　肺移植特有的并发症包括:气体交换异常、肺泡及间质炎性浸润、肺顺应性降低和肺水肿等。

心脏移植患者

- 移植的心脏是去神经的,它不会对自主神经系统的刺激做出反应,心率不会因为压力、心输出量减少或使用阿托品而改变。
- 观察是否有心脏压塞的体征/症状。
- 密切监测心电图。术后很有可能会出现交界性心律或房室传导阻滞。
- 必要时进行心脏起搏。
- 遵医嘱给予前列腺素,以降低肺血管阻力。
- 可能会出现轻微的右心室功能障碍。

(Adapted from Alspach, 2006; Nettina, 2010; Stillwell, 2006; Wyckoff et al. , 2009.)

===== 快速阅读 =====

心脏移植术后超急性排斥反应并不常见。移植排斥反应或移植失败相关的症状和体征包括：心律失常、冠状动脉闭塞、低血压、心源性休克和心室衰竭等。心脏移植特有的并发症包括：心包积液、心脏压塞、栓塞、高血压、心肌梗死、呼吸衰竭、卒中和三尖瓣反流等。

肝移植患者

- 密切监测血压；血压升高很常见。
- 遵医嘱按需给予拉贝洛尔等药物。
- 勤评估消化系统；注意是否有腹水、肠鸣音、压痛、恶心、呕吐和腹胀等。
- 勤评估鼻胃管，并确保畅通。
- 没有医嘱的情况下，不得擅自改变鼻胃管的位置或经鼻胃管喂食。
- 监测胆汁的量和性质。正常胆汁黏稠，颜色变化从金黄色到棕色。发现异常及时通知医生。
- 每12小时一次测量腹围。
- 密切监测肝功能（肝功能检查）、纤维蛋白原水平、凝血因子、血糖和钾离子水平。
- 遵医嘱注射胰岛素。
- 勤评估酸碱平衡状态。
- 术后24小时内行多普勒超声检查，以评估移植部位。

- 观察患者是否有发烧、黄疸、肩部疼痛、败血症、手术切口渗液和引流液变化等,这些症状可能提示胆漏。
- 评估是否有黄疸、瘙痒、胆红素和碱性磷酸酶异常等,这些症状可能提示胆道狭窄。
- 遵医嘱行制霉菌素口腔护理。
- 当患者可以经口摄入时,鼓励其高蛋白饮食。

(Adapted from Alspach, 2006; Nettina, 2010; Rudow & Goldstein, 2008; Stillwell, 2006; Wyckoff et al., 2009.)

═══════════ **快速阅读** ═══════════

- 肝脏移植排斥反应特有的症状和体征是肝功能检查结果升高和高胆红素血症。
- 肝移植术后立即出现移植失败称为"原发性移植肝无功能"。患者可能昏迷,并出现严重的凝血功能障碍、尿量急剧减少、黄疸、血糖值极低等;扭转这种情况的唯一方法是再次移植。
- 肝脏移植相关的并发症包括:失语症、急性肝脏衰竭、髓鞘溶解症、胆道并发症和神经病变。

胰腺移植患者

- 勤评估消化系统。
- 勤评估鼻胃管,并确保畅通。
- 没有医嘱的情况下,不得擅自改变鼻胃管的位置,或经鼻胃管喂食。

- 触诊移植部位,检查是否有肿胀、压痛和疼痛。
- 每小时测血糖。
- 逐渐滴定胰岛素,直到血糖维持在医嘱要求的参数范围内。
- 遵医嘱输注 50% 葡萄糖溶液。
- 每 6 小时检查一次尿淀粉酶、脂肪酶和 pH 值。
- 监测酸碱平衡。
- 遵医嘱给予碳酸氢盐。
- 遵医嘱给予抗凝剂。
- 评估是否存在下腹部疼痛、发烧、白细胞增多、血清淀粉酶和/或肌酐酶升高,这些症状提示可能存在吻合口瘘。
- 术后必须卧床休息 48 ~ 72 小时,移植侧禁止弯曲髋关节。

（Adapted from Alspach, 2006; Collins and Johnston, 2009; Nettina, 2010; Stillwell, 2006; Wyckoff et al. , 2009.）

═══ **快速阅读** ═══

　　胰腺移植排斥反应特有的症状和体征是淀粉酶和脂肪酶升高。胰腺移植相关的并发症包括:急性胰腺炎、吻合口瘘以及男性患者尿道炎。

　　超过 90% 的胰腺移植患者同时进行肾移植,因为此类患者一般同时患有终末期肾脏疾病。

肾移植患者

- 未出现并发症的患者可从恢复室直接回病房。
- 静脉输入 0.45% 氯化钠注射液,补液量与尿量要相同（Wyck-

off et al. , 2009；Houghton & LePage，2009）。

- 遵医嘱滴注呋塞米（速尿），通常为 5 ~ 20 mg/h。
- 遵医嘱给予低剂量多巴胺，通常为 2 ~ 5 mg/（kg·min）。
- 遵医嘱治疗高血压。
- 每小时测血糖。
- 逐渐滴定胰岛素，直到血糖维持在医嘱要求的参数范围内。
- 密切监测钾离子水平。
- 遵医嘱给予碳酸氢盐，治疗肾小管性酸中毒。
- 评估患者有无移植部位疼痛和穿刺部位渗液黏稠、发黄；两者均可能提示尿漏。
- 术后第一天可能需要做肾脏超声检查。
- 术后必须卧床休息 48 ~ 72 小时，移植侧禁止弯曲髋关节。

（Adapted from Alspach，2006；Collins and Johnston，2009；Nettina，2010；Stillwell，2006；Wyckoff et al. , 2009. ）

════════ **快速阅读** ════════

　　肾移植排斥反应特有的症状和体征是肌酐升高和血尿素氮增高。肾移植相关的并发症包括：淋巴囊肿、血栓形成、输尿管梗阻和尿漏等。

第18章

烧伤病房

简介

根据美国烧伤协会统计,美国2010年约有45 000名患者因烧伤而住院接受治疗。其中,超过一半的患者在专门的烧伤中心接受治疗,其余约20 000名患者入住了普通医院。皮肤是人体最大的器官,而烧伤患者数量如此之多,使得与烧伤护理相关的知识和操作技术成为ICU护士的必备技能。

本章学习内容:

1. 烧伤类型;
2. 九分法;
3. 烧伤严重程度的分类和相应的护理措施;
4. 吸入性损伤和一氧化碳中毒的症状和体征。

烧伤的基础知识

烧伤是指皮肤的损害。其主要类型包括化学烧伤、电烧伤、辐射烧伤、烫伤和灼伤。烧伤的严重程度需要评估一系列的事实要素来衡量,包括受伤区域的体表总面积(BSA)占比、深度、患者年龄、烧伤区域、患者疾病史、连带伤害和是否存在吸入性损伤等。如果伤及眼睛、耳朵、面部、手、脚和腹股沟等要害区域,其严重程度会加大。

九分法

烧伤面积的计算经常采用九分法:将身体分为不同的百分比区,通过评估受伤区域,判断烧伤区域的体表总面积占比。

快速阅读

九分法的各区域百分比:

- 脸部、头的后面:各4.5%;
- 腹股沟:1%;
- 臀部:9%;
- 双手掌:各1%;
- 前胸、后背:各9%;
- 双上肢前面和后面:各4.5%;
- 腹部:9%;
- 双腿的前面和后面:各9%。

(Adapted from Burn percentage in Adults, 2008; Nettina, 2010; Stillwell, 2006.)

例如,一名患者的一条腿的前面(9%)、腹股沟(1%)和腹部(9%)烧伤,则该患者的烧伤面积占体表总面积的19%。

烧伤严重程度分类

烧伤过去曾被分为Ⅰ度、Ⅱ度和Ⅲ度,现在主要根据烧伤深度分为4种类型。

- Ⅰ度:仅伤及表皮,皮肤红肿。有疼痛和烧灼感,无水疱,可能有轻微水肿。3~5天好转痊愈,不留瘢痕。
- 浅Ⅱ度:仅伤及表皮生发层及真皮乳头层。皮肤红肿、水疱较饱满、有剧痛和烧灼感。2~3周痊愈,可能留下瘢痕。
- 深Ⅱ度:伤及真皮层。有疼痛感。皮肤干燥,呈粉红色或白色。可能有水疱,没有烧灼感。3~6周可愈,可能留下瘢痕。
- Ⅲ度:伤及皮肤全层,甚至可深达皮下、肌肉、骨骼等。实际创面无痛感,周围区域疼痛。创面无水疱,皮肤干燥,呈红/蜡白/焦黄甚至黑色,触摸如皮革。需去除焦痂。愈合时间>1个月,通常需要植皮,会留下瘢痕。

(Adapted from Alspach, 2006; Buettner, 2010; Chohan & Munden, 2007; Nettina, 2010; Stillwell, 2006; Wyckoff et al., 2009.)

烧伤类型

化学烧伤可引起组织氧化和变性、细胞脱水、凝固和(或)起泡。其症状包括:灼热、疼痛、水肿、体液流失和皮肤变色等。其严重程度及损伤类型因所接触的化学物质的不同而各不一样。

电烧伤可表现为多种症状。伤口可能变白或呈皮革样炭化,有烤肉的气味,轻微或没有疼痛,患者可能出现视力改变、癫痫或麻痹。经常会观察到心电图变化,出现心室纤颤、心脏停搏、非特异性 ST 段改变和窦性心动过速等。可能有脊髓损伤并出现横纹肌溶解症,经常会出现冰山效应——即伤口虽小,但是里面的组织受损严重。

辐射烧伤不常见。此类伤害影响 DNA,并会长期影响。直接损伤部位的表现类似伤口。

烫伤由接触热蒸气或热液体引起。此类烧伤最常见于儿童。这种伤口的表现与分类描述密切相关。

接触火焰或其他极热的物体会导致灼伤。这种伤口表现与分类描述非常接近。

吸入性损伤

吸入有毒烟雾或化学物质所致的化学性损伤患者通常表现为呼吸困难、声音嘶哑、胸闷、呼吸急促、鼻孔烧伤、灰色或黑色痰、面部烧伤(或)喘鸣等。

一氧化碳中毒的特点是标志性的樱桃红色皮肤。其症状还包括:意识混乱、恶心、眩晕、头痛、视力改变和碳氧血红蛋白(COHb)水平升高(一般 > 10%)。一氧化碳中毒常发生于狭小、密闭的空间。严重患者可给予高压氧治疗。

━━━━━━━━━━━━━ **快速阅读** ━━━━━━━━━━━━━

ICU 收治的烧伤患者较严重需满足以下条件：

- 烧伤面积超过体表总面积的 20%；
- Ⅲ 度烧伤；
- 存在合并症，如心血管疾病、糖尿病或肾脏疾病；
- 吸入性损伤或高压电烧伤；
- 存在其他损伤，需要重症监护。

烧伤的一般护理指导

　　烧伤引起的并发症可能很严重，包括休克、肾脏衰竭、呼吸窘迫/衰竭、败血症和截肢等。烧伤管理的重点是预防并发症。以下是 ICU 烧伤患者的护理指导：

- 持续监测生命体征、心电图和血流动力学。
- 遵医嘱补液或给予血管活性药物，维持平均动脉压 >60 mmHg。
- 持续监测血氧饱和度。
- 维持血氧饱和度 >95%。
- 评估动脉血气分析结果。
- 碳氧血红蛋白水平升高的患者，遵医嘱给予 100% 纯氧治疗。
- 按需做好插管准备。机械通气的通气量一般较低，在 5 ~ 8 mL/kg。
- 按需吸痰。
- 评估痰液的颜色、形状和气味。

- 遵医嘱给予支气管扩张剂。
- 遵医嘱进行胸部物理治疗。
- 行胸部 X 线检查。
- 鼓励患者咳嗽和深呼吸;必要时进行诱发性肺活量训练。
- 伤后 72 小时内警惕喉头水肿的发生。
- 患者到达病房后即行全面的身体评估。指导原则参见第 5 章。
- 勤评估;发现变化及时通知医生。
- 建立静脉通路。
- 做好中心静脉导管和(或)肺动脉导管插管准备。
- 伤后即输入乳酸林格液。补液量(mL) = 烧伤面积(%) × 体重(kg) × (2 ~ 4)mL:
  - 其中一半在 8 小时内输入;
  - 另一半在随后 16 小时内输入。
- 伤后 24 小时内不输胶体液。
- 伤后第二个 24 小时内,输入胶体液的量一般为 0.5 mL × 体重(kg) × 烧伤面积的百分比。
- 通常,在伤后第二个 24 小时内,还会输入 2000 mL5% 的葡萄糖注射液,并在 24 小时内输完。
- 按照医院规定,遵医嘱输血或血液制品。
- 密切监测液体状态;计算每小时液体的出入量。
- 遵医嘱插鼻胃管。
- 检查胃内 pH 值;检查呕吐物、胃管引流液和大便中是否有血。
- 遵医嘱给予 H2 拮抗剂、质子泵抑制剂和抗酸剂。

- 采用无菌技术插入导尿管。
- 评估尿液性质；发现尿液颜色变化及时通知医生。
- 大多数烧伤患者的尿量应该为 30 ~ 50 mL/h。
- 电烧伤患者的尿量应 > 100 mL/h。
- 观察患者有无腹腔室隔综合征的症状或体征，如在补液过程中出现肺通气不足和尿量减少等。
- 记录每日的体重。
- 评估实验室检查结果，如白蛋白、血糖、血尿素氮、肌酐、红细胞比容、血红蛋白、钾离子、渗透压、活化部分凝血活酶时间、凝血酶原时间、尿比重和白细胞等。
- 勤行外周脉搏和神经血管评估。
- 按需进行多普勒超声检查外周脉搏和血管。
- 有效管理疼痛。
- 清醒患者可能会使用自控镇痛（PCA）泵。
- 遵医嘱给予抗焦虑药物。
- 对于化学烧伤患者，确保已完全去除体内的化学毒物。不要摩擦皮肤。
- 在伤口护理前给药。
- 遵医嘱每天 1 次或每天 2 次进行伤口护理：
  - 遵医嘱采用无菌技术清洁伤口并清创；
  - 修剪伤口周围的毛发；
  - 遵医嘱包扎：伤口可能无需包扎，也可能需要涂抹外用药物并用敷料包扎。
- 医嘱可能要求涂抹的外用药物包括：

- ■ 1%磺胺嘧啶银;

- ■ 5%或 10%醋酸磺胺米隆;

- ■ 0.5%硝酸银;

- ■ 银离子敷料(爱银康);

- ■ 莫匹罗星(百多邦)。

- 评估烧伤部位的渗液,记录其性质、颜色和气味。

- 评估伤口外观和渗液情况。

- 遵医嘱行伤口分泌物细菌培养。

- 对浅Ⅱ度烧伤伤口进行包扎以减轻疼痛。

- Ⅲ度烧伤或环形烧伤患者可能需要行焦痂切开术或筋膜切开减压术。

- 可能需要行伤口切除或植皮。

- 可能需要使用人造皮肤产品。

- 查阅疾病史,检查是否曾注射破伤风疫苗;如果没有,则遵医嘱注射破伤风针。

- 至少每两小时一次为患者翻身或协助患者翻身。

- 室温保持在 85°F ~ 90°F(29.4 ℃ ~ 32.2 ℃)之间。

- 如果没有禁忌证,床头至少抬高 30°。

- 帮助或协助患者进行全范围关节运动,预防挛缩。

- 遵照医院规定实施接触隔离。

- 勤洗手。

- 患者之间禁止共用听诊器、温度计和血压计袖带等设备。

- 加强营养支持,促进伤口愈合。

- 尽早咨询营养师、物理治疗师、职业治疗师、心理治疗师、社会服务人员和医疗团队的其他成员,以提高患者预后结果。

• 经常为患者及其家属提供健康教育和情感支持。

（Adapted from Alspach, 2006; Buettner, 2010; Chohan & Munden, 2007; Ehlers, 2007; Nettina, 2010; Stillwell, 2006; Wyckoff et al. , 2009. ）

附　录

附录 A
基本的心电图节律示例

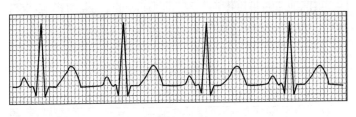

窦性心律

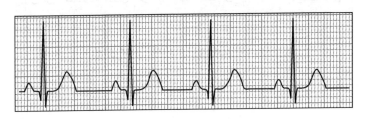

窦性心动过缓

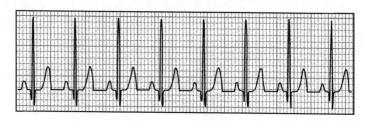

窦性心动过速

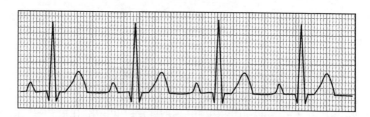

一度房室传导阻滞

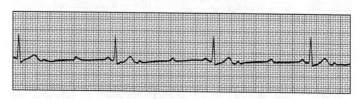

二度房室传导阻滞Ⅰ型(文氏现象)

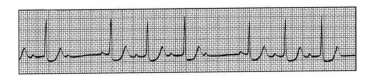

二度房室传导阻滞 Ⅱ 型

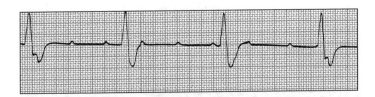

三度房室传导阻滞

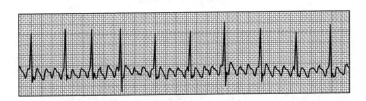

心房扑动

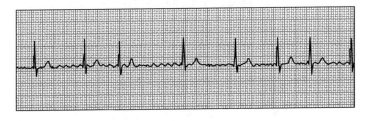

心房颤动

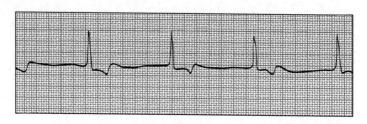

交界区心律

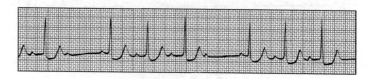

室上性心动过速

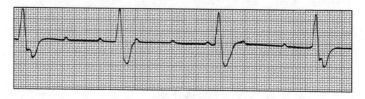

阵发性室上性心动过速

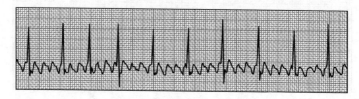

心室自主心律

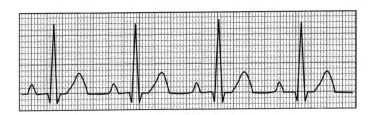

窦性心律伴单源性室性早搏

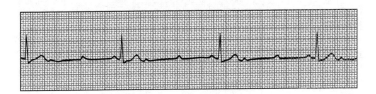

窦性心律伴多源性室性早搏

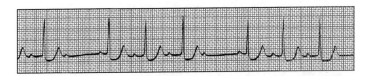

室性早搏二联律

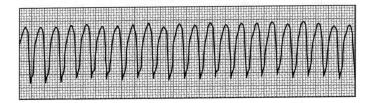

室性心动过速

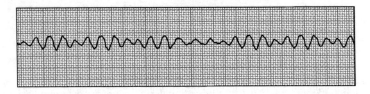

心室纤维性颤动

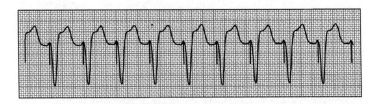

心室起搏节律

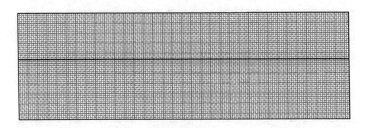

心搏停止

附录 B
12 导联心电图的电极放置位置

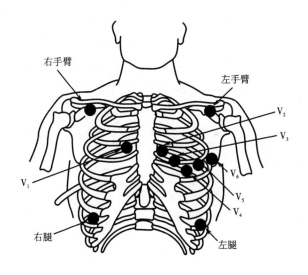

电极放置位置:

1. 左手臂:左侧三角肌或左手腕
2. 右手臂:右侧三角肌或右手腕

3. 左腿：左大腿或左踝

4. 右腿：右大腿或右踝

5. V1：胸骨右缘第 4 肋间

6. V2：胸骨右缘第 4 肋间

7. V3：V2 与 V4 连线的中点

8. V4：锁骨中线与第 5 肋间交点处

9. V5：腋前线与第 5 肋间交点处

10. V6：腋中线与第 5 肋间交点处

附录 C
血流动力学和生命体征的正常值

缩写	参数	正常范围
PAS	肺动脉收缩压	15～30 mmHg
PAD	肺动脉舒张压	5～15 mmHg
PAWP(PCWP)	肺动脉楔压(肺毛细血管楔压)	4～12 mmHg
CVP(RAP)	中心静脉压(右心房压)	2～6 mmHg
MAP	平均动脉压	70～105 mmHg
CO	心输出量	4～8 L/min
CI	心脏指数	2.5～4.0 L/(min·m^2)
SV	每搏输出量	60～120 mL/beat
SI	每搏输出量指数	30～65 mL/(beat·m^2)
LVSWI	左室每搏做功指数	40～70 g-m/m^2
RVSWI	右室每搏做功指数	5～12 g-m/m^2

Alspach, J. G. (2006). Core curriculum for critical care nursing (6th ed.). St. Louis, MO: Saunders Elsevier.

Fauci, A., Braunwald, E., Kasper, D., Hauser, S., Longo, D., Jameson, J., et al. (2008). Harrison's principles of internal medicine (17th ed.). New York: McGraw

Hill.

Stillwell, S. B. (2006). Mosby's critical care nursing reference (4th ed.). St. Louis, MO: Mosby Elsevier.

附录 D
英文缩写列表

ABG　动脉血气分析

A-line　动脉留置导管

AV　动静脉的

BE　剩余碱

BG　血糖

BIVAD　双心室辅助装置

BNP　脑钠肽

BP　血压

BSA　体表面积

BUN　血尿素氮

CABG　冠状动脉搭桥术

CAVH　连续性动静脉血液滤过

CAVHD　连续性动静脉血液透析

CCL　心导管室

CCU　心脏重症监护病房

CI 心脏指数

CK 肌酸激酶

CMC 心内科认证

CO 心输出量

COHb 碳氧血红蛋白

CPAP 持续气道正压通气

CPR 心肺复苏

CRRT 连续性肾脏替代疗法

CSC 心外科认证

CSF 脑脊液

CT 胸管

CVAD 中心静脉通路装置

CVD 心血管疾病

CVICU 心血管重症监护病房

CVL 中心静脉导管

CVP 中心静脉压

CVVH 连续性静脉－静脉血液滤过

CVVHD 连续性静脉－静脉血液透析

CVVHDF 连续性静脉－静脉血液透析滤过

D5 5% 葡萄糖

DVT 深静脉血栓

EMAR 电子化用药管理记录

EMR 电子病历

EN 肠内营养

EPS 心脏电生理检查

ETT　气管内导管

EVD　脑室外引流

FiO_2　吸入氧浓度

GCS　格拉斯哥昏迷量表

HAI　医院获得性感染

HCO_3^-　碳酸氢盐

HD　血液透析

HEENT　头、眼、耳、鼻、喉

HEPA　高效微粒空气过滤器

HOB　床头

IABP　主动脉内球囊反搏

ICP　颅内压

IMV　间歇强制通气

LA　左心房

LAP　左心房压

LFT　肝功能检查

LR　乳酸林格液

LVAD　左心室辅助装置

LVEDP　左心室舒张末压

LVSWI　左室每搏做功指数

mA　毫安

MRA　磁共振血管造影

MRI　磁共振成像

MV　分钟通气量

MVO_2　心肌氧耗

NDA　濒死体验

NGT　鼻胃管

NIBP　无创血压

NICU　神经重症监护病房

NPA　护士执业条例

NPO　禁食

NS　生理盐水

NSAID　非类固醇抗炎药

OPO　器官获取组织

PA　肺动脉

PAD　肺动脉舒张压

PAWP　肺动脉楔压

PCA　患者自控镇痛

PCO_2　二氧化碳分压

PD　腹膜透析

PEEP　呼气末正压

PEG　经皮内镜下胃造口术

PET　正电子发射计算机断层扫描

PICC　经外周静脉置入中心静脉导管

PIV　外周静脉留置针

PN　肠外营养

PO　经口摄入

PO_2　氧分压

PPE　个人防护装备

PPN　周围静脉营养

PS　压力支持

RA　右心房

ROM　全范围关节运动

RR　呼吸频率

RV　右心室

SAB　蛛网膜下腔螺栓

SaO_2　动脉血氧饱和度

SARS　重症急性呼吸综合征

SCUF　缓慢连续性超滤

SICU　外科重症监护病房

SIMV　同步间歇强制通气

SIRS　全身炎症反应综合征

$SjvO_2$　颈静脉血氧饱和度

SPECT　单光子发射计算机断层摄影扫描

SpO_2　血氧饱和度

SVC　上腔静脉

SvO_2　混合静脉血氧饱和度

SVR　全身血管阻力

TCD　经颅多普勒

TPN　全胃肠外营养

UTI　尿路感染

VAD　血管通路装置

VAD　心室辅助装置

VAP　呼吸机相关性肺炎

VS　生命体征

VT　潮气量

参考文献

2. 0 early vs. delayed nutrient intake. (2009). Retrieved October 18, 2010, from www. criticalcarenutrition. com/docs/cpg/2. 0early _ FINAL. pdf

ABIOMED, Inc. (2007, July). Impella 2. 5 system, instructions for use. (Document No. 0046 – 9000 Rev. C.) Retrieved December 2, 2010, from http://www. abiomed. com/products/documents/ImpellaIFU2 – 080046 – 9000 _ rC. pdf

ABIOMED, Inc. (2009). Impella 2. 5. Retrieved November 30, 2010, from http:/www. abiomed. com/products/impella. cfm

Alabama Eye Bank. Retrieved on August 3, 2010, from www. alabamaeyebank. org/faq. php

Alexander, M. (Ed.). (2006). Infusion nursing standards of practice. *Journal of Infusion Nursing*, 29 (1 Suppl.), S37 – S78.

Alspach, J. G. (2006). *Core curriculum for critical care nursing*

(6th ed.). St. Louis, MO: Saunders Elsevier.

American Association of Critical-Care Nurses. *About critical care nursing*. Retrieved on April 30, 2010, from classic. aacn. org/ AACN/mrkt. nsf/vwdoc/AboutCriticalCareNursing

American Association of Critical-Care Nurses. *Frequently asked questions about CCRN certification*. Retrieved on April 30, 2010, from www. aacn. org/wd/certifications/content/faqsccrn. pcms? menu = certification

American Burn Association. *Burn incidence and treatment in the U-nited States*: 2011 *fact sheet*. Retrieved on January 9, 2011, from www. ameriburn. org/resources _ factsheet. php

American Heart Association. (n. d.). *Cardiovascular disease statistics*. Retrieved on January 5, 2011, from http://www. americanheart. org/presenter. jhtml? identifier = 4478

American Medical Directors Association. (2004). *Pain Assessment in Advanced Dementia* (*PAINAD*) *Scale*. Retrieved August 14, 2010, from http://www. amda. com/caring/may2004/painad. htm

American Nurses Association. (2002). *Needlestick prevention guide*. Retrieved on November 6, 2010, from www. nuringworld. org/MainMeunCategories/OccupationalandEnvironmental/ occupationalhealth/SafeNeedles/NeedlestickPrevention. aspx

American Nurses Association. (2004). *Nursing*: *Scope and standards of practice*. Washington, DC: Author.

American Nurses Association. *The nursing process*: *A common thread amongst all nurses.* Retrieved on April 7, 2010, from www. nursingworld. org/EspeciallyForYou/StudentNurses/Thenursingprocess. aspx

Aranky, S. , & Aroesty, J. (2010). Medical therapy to prevent perioperative complications after coronary artery bypass graft surgery. In: D. S. Basow (Ed.), *UpToDate.* Waltham, MA: UpToDate.

Ayello, E. A. , & Sibbald, R. G. (2008). Preventing pressure ulcers and skin tears. In *Evidence-based geriatric nursing protocols for best practice.* Retrieved on October 18, 2010, from www. guideline. gov/popups/printView. aspx? id = 12262

Basic Nursing Assessment. Retrieved on August 22, 2010, from www. medtrng. com/blackboard/basic _ nursing _ assessment. htm

Beck, B. (2010). *Isolation precaution suggestions.* Mobile, AL: Springhill Medical Center.

Beck, B. (2010). *PPE on-off.* Mobile, AL: Springhill Medical Center.

Bell, L. (Ed.). (2008). *AACN scope and standards for acute and critical care nursing practice* (pp. 10 – 18). Aliso Viejo, CA: American Association of Critical-Care Nurses.

Brigham and Women's Hospital, Cardiovascular Medicine. (2010, October). Ventricular assist device (VAD). Retrieved on December 21, 2010, from http://www. brighamandwomens. org/Departments _ and _ Services/medicine/services/cvcenter/ Services/ventricular _ assist _ device/

Buettner, J. R. (2010). *Fast facts for the ER nurse: Emergency room orientation in a nutshell.* New York: Springer Publishing Company.

Burn percentage in adults: Rule of nines. (2008). Retrieved on January 9, 2011, from www. emedicinehealth. com/burn _ percentage _ in _ adults _ rule _ of _ nines/article _ em. htm

Calloway, S. D. (2010). *Infection control standards 2010 for the joint commission. Georgia Hospital Association.* Retrieved on October 31, 2010, from www. gha. org/telnet/2595. pdf

Catheterization, female. Retrieved on October 18, 2010, from www. enotes. com/nursing-encyclopedia/catherization-female

Catheterizing the female & male urinary bladder (straight & indwelling). (2007). Retrieved on October 18, 2010, from www. nursingcrib. com/demo-checklist /catheterizing-the-femalemale - urinary-bladder-straight-indwelling

Centers for Disease Control and Prevention. (2003). *Guidelines for preventing health-care-associated pneumonia.* Retrieved on October 13, 2010, from www. cdc. gov/mmwr/preview/ mmwrhtml/ rr5303a1. htm

Centers for Disease Control and Prevention. (2004). *Eye protection for infection control.* Retrieved on November 11, 2010, from www. cdc. gov/niosh/topics/eye/eye-Infectious. html

Centers for Disease Control and Prevention. (2009). *Public health grand rounds.* Retrieved on October 16, 2010, from www. cdc. gov/about/grand-rounds/archives/2009/download/GR   –

101509. pdf

Centers for Disease Control and Prevention. *Glasgow Coma Scale.* Retrieved on December 26, 2010, from www. cdc. gov/ncipc/ pubres/ tbi _ toolkit/physicians/gcs. pdf

Chenoweth, C. E. Urinary catheter-related infection and infection prevention systems. *University of Michigan Health System.* Retrieved on September 13, 2010, from www. docstoc. com/docs/ 476245/Urinary-Catheter-Related-Infections-and-Infection – Prevention-Systems

Chohan, N. , & Munden, J. (Eds.). (2007). *Critical care nursing.* Ambler, PA: Lippincott Williams & Wilkins.

Collins, B. H. , & Johnston, T. D. (2009). *Renal transplantation (Urology).* Retrieved on January 8, 2011, from http:// emedicine. medscape. com/article/430128 – print

Cover, M. *New regulations outline content, transmission standards for every American's electronic health records.* Retrieved on July 24, 2010, from cnsnews. com/news/print/69519

Cypel, M. , Waddell, T. , & Keshavjee, S. (2010). Lung transplantation: Procedure and postoperative management. In: P. Trulock (Ed), *UpToDate.* Waltham, MA: UpToDate.

D'Arcy, Y. (2008). Keep your patient safe during PCA. *Nursing* 2008, 38(1), 50 – 55. Retrieved November 17, 2010, from www. nursingcenter. com/prodev/cearticleprint. asp? CE _ ID = 762689

Datascope Corp. (n. d.). Managing intra-aortic balloon pump therapy. Retrieved December 1, 2010, from http://www. data-scope. com/ca/pdf/managing _ iabp _ therapy. pdf

Ehlers, J. (Ed.). (2007). *AACN's quick reference guide to critical care nursing procedures*. St. Louis, MO: Saunders Elsevier.

Encyclopedia of Surgery. Retrieved on July 26, 2010, from www. surgeryencyclopedia. com/La-Pa/Living-Will. html

Fauci, A., Braunwald, E., Kasper, D., Hauser, S., Longo, D., Jameson, J., et al. (2008). *Harrison's principles of internal medicine* (17th ed.). New York: McGraw Hill Companies, Inc.

Female catheters cause trauma in males. (2010). Retrieved on October 1, 2010, from www. nursingtimes. net/nursingpractice – clinical-research/clinical-subjects/national-patientsafety – agency-rapid-response-reports/female-catheters-cause-traumain – males/5015342. article

Foreman, M. D., Milisen, K., & Fulmer, T. T. (Eds.). (2010). *Critical care nursing of older adults: Best practices*. New York: Springer Publishing.

Gaglio, P., & Brown, R. (2010). Overview of medical care of the liver transplant recipient. In: M. Kaplan (Ed), *UpToDate*. Waltham, MA: UpToDate.

Hadaway, L. (2007). Infiltration and extravasation. *American Journal of Nursing*, 8, 61 – 72.

Hauswirth, K., & Sherk, S. D. (n.d.). Aseptic technique. Retrieved November 1, 2010, www. surgeryencyclopedia. com/A-

Ce/Aseptic – Technique. html

Head to toe assessment checklist (older adults). Retrieved on August 15, 2010, from www. allnurses. com/head% 20to% 20 assessment% 20checklist% 20older% 20adults – 1 [1]

Heiserman, D. (2008). *Purposes of urinary catheterization.* Retrieved on October 18, 2010, from www. freeed. net/sweethaven/ MedTech/NurseFund/default. asp? INum = 3&fraNum = 030101

Hodgson, B. B., & Kizior R. J. (2010). *Saunders nursing drug handbook* 2010. St. Louis, MO: Saunders Elsevier.

Infection Control Today. (2005). Aseptic technique and the sterile field. Retrieved on November 2, 2010, from www. infectioncontroltoday. com/articles/2005/04/aseptic-technique – *amp-the-sterile – field. aspx*

Infection, asepsis, and sterile techniques. Retrieved on November 2, 2010, from www. medtrng. com/blackboard/infection _ asepsis. htm

Introduction to aseptic technique. Retrieved on November 7, 2010, from www. engenderhealth. org/ip/aseptic/index. html

Jett, J. (2009). *Patient controlled analgesia (PCA) pump.* Shreveport, LA: Louisiana State University Health Sciences Center.

Joint Commission International. (2010). *Joint Commission International accreditation standards for hospitals: Standards lists version* (4th ed.). Oak Brook, IL: Author.

Joint Commission on Accreditation of Healthcare Organizations. (2004). *Health care at the crossroads: Strategies for narrowing the organ donation gap and protection patients*. Oakbrook, IL: Author.

Kerner, D. (2007). Arterial pressure monitoring. Retrieved on November 2, 2010, from www. northshorelij. com/cs/ Satellite? c = Document _ C&cid = 1228246196369&pagename = NS LIJ% 2FDocument _ C% 2FNSLIJ% 2FSubTemplate% 2Fdocument wrapper

Kirchman, M. (2010). *Intracranial pressure monitoring and drainage of cerebrospinal fluid via ventricular catheter*. Retrieved on December 5, 2010, from www. home. smh. com/sections/servicesprocedures/ medlib/nursing/NursPandP/crc10 _ intracranial _ 041910. pdf

Krishna, M. , & Zacharowski, K. (2009). Principles of intra-aortic balloon pump counterpulsation. Retrieved December 6, 2010, from http:/www. medscape. com/viewarticle/587246 _ print

Lee, T. (2009). *IV therapy*. Mobile, AL: Springhill Medical Center.

Martin, B. (2010). *AACN practice alert: Oral care for patients at risk for ventilator-associated pneumonia* (Rev. ed.). Aliso Viejo, CA: American Association of Critical-Care Nurses.

McDermott, W. (2009). General nursing cares for a patient on CRRT. Retrieved on December 1, 2010, from http://intensive-care. hsnet. nsw. gov. au/five/doc/hornsby/General% 20nursing% 20cares% 20 fro% 20CRRT. Oct06. pdf

Mckenzie, N. Power of attorney. In *Encyclopedia of surgery*. Retrieved on July 26, 2010, from www. surgeryencyclopedia. com/ Pa-St/Power-of-Attorney. html

MedicineNet. Retrieved on July 26, 2010, from www. medterms. com/script/main/art. asp? articlekey =4181

Merriam-Webster Online Dictionary. Retrieved on July 20, 2010, from www. merriam-webster. com/dictionary/malpractice

Mobile Infirmary Medical Center. (n. d.). *Dialysis*. Mobile, AL: Author.

Mobile Infirmary Medical Center. (n. d.). *Removal of pulmonary artery catheter (Swan Ganz)*. Mobile, AL: Author.

Mobile Infirmary Medical Center. (n. d.). *Ventilators*. Mobile, AL: Author.

Mullens, A. (2008, November). HNE area intensive care, practice guideline, IABP intra-aortic balloon pump: Medical issues for ICU. Retrieved on December 10, 2010, from http://www. philippelefevre. com/JHH-ICU-guidelines/equipment/IABP. pdf

Nador, R. , & Lien, D. (2010). Heart—Lung transplantation. In: S. Hunt (Ed.), *UpToDate*. Waltham, MA: UpToDate.

National Guideline Clearinghouse. (2008). Standard precautions in hospitals. In *Prevention and control of healthcare-associated infectious diseases in Massachusetts*. Retrieved on November 10, 2010, from www. guidelines. gov/content. aspx? id = 12917&search = isolation + precautions

Nettina, S. M. (2010). *Lippincott manual of nursing practice* (9th ed.). Ambler, PA: Wolters Kluwer Health, Lippincott Williams & Wilkins.

Neuro-ICU Monitoring Techniques. Retrieved on December 10, 2010, from www. columbianeuroicu. org/monitoring-techniques. html

North Shore University Hospital, End Stage Renal Disease Program. (n. d.). *Continuous renal replacement therapy using prisma.* Manhasset, NY: Author.

Northwestern Memorial Hospital. (2007). *Total parenteral nutrition: Discharge instructions.* Chicago, IL: Author.

Nurse Bob's MICU/CCU Survival Guide: Critical Care Concepts, General Nursing Requirements for the Intensive Care Patient. Retrieved October 18, 2010, from www. micunursing. com/generalnursingprotocolforcriticalcare. Htm

Olshansky, B. (2010). Temporary cardiac pacing. In D. S. Basow (Ed.), *UpToDate.* Waltham, MA.

Parkland Health & Hospital System Nursing Service. (2009). *Urinary catheterization of the adult.* Retrieved October 13, 2010, from www. parklandhospital. com/other _ services/pdf/35 _ 03. pdf

Patient Self Determination Act of 1990. 42 U. S. Code 1395 cc (a), Subpart E-Miscellaneous. Washington, DC: Author.

Paunovic, B. , & Sharma, S. (2010). Pulmonary artery catheterization. Retrieved on November 17, 2010, from www. emedicine. medscape. com/article/1824547 – print

Pear, S. (2007). Oral care is critical care: The role of oral care in the prevention of hospital-acquired pneumonia. *Infection Control Today*. Retrieved on September 26, 2010, from www. infectioncontroltoday. com

Pennsylvania Medical Society & The Hospital & Healthsystem Association of Pennsylvania. (2007). *Decide for yourself: A guide to advance health care directives*. Harrisburg, PA: Author.

Powner, D. J. , Darby, J. M. , & Kellum, J. A. (2004). Proposed treatment guidelines for donor care. *Progress in Transplantation*, 14 (1), 16 – 26. Retrieved on July 31, 2010, from www. natcol. org/ prof _ development/files/ProposedTreatmentGuidelines. pdf

Quan, K. (2010). *How to perform a head to toe assessment*. Retrieved on August 22, 2010, from www. thenursingsite. com/Articles/ Head%20to%20toe%20assessment. html

Recommended practices for maintaining a sterile field. (2006). *AORN Journal*. Retrieved on November 2, 2010, from www. findarticles. com/p/articles/mi _ m0FSL/is _ 2 _ 83/ai _ n26857827/? tag = content;col1

Rinehart, W. , Hurd, C. , & Sloan, D. (2010). *NCLEX-RN exam prep: Care of the client with respiratory disorders*. Indianapolis, IN: Pearson. Retrieved on November 22, 2010, from www. informit. com/articles/printerfriendly. aspx? p = 1636985

Ross, M. (2000). *Declogging feeding tubes with pancreatic enzymes*. Retrieved on October 24, 2010, from www. healthcare.

uiowa. edu/pharmacy/rxupdate/2000/11RXU. html

Rowlett, R. (2000). *Glasgow Coma Scale*. Retrieved on December 22, 2010, from www. unc. edu/ ~ rowlett/units/scales. glasgow. htm

Rudow, D. L. , & Goldstein, M. J. (2008). Critical care management of the liver transplant recipient. *Critical Care Nursing Quarterly*, 232 – 243. Retrieved on January 7, 2011 from http://www. nursingcenter. com/library/static. asp? pageid = 853193

Rushing, J. (2010). Caring for a patient's vascular access for hemodialysis. *Nursing*, 40(10), 53.

Saint Thomas Hospital. (2000). *Terminal weaning from ventilator*. Protocol No. V – 09. Nashville, TN: Author.

San Diego Patient Safety Taskforce. (2008). *Patient controlled analgesia (PCA) guidelines of care: For the opioid naive patient*. San Diego, CA: Author.

Seckel, M. *Implementing evidence-based practice guidelines to minimize ventilator-associated pneumonia*. Retrieved on September 21, 2010, from www. aacn. org/WD/CETests/Media/AN0107CE. pdf

Siegel, J. D. , Rhinehart, E. , Jackson, M. , Chiarello, L. , & the Healthcare Infection Control Practices Advisory Committee. (2007). 2007 *Guidelines for isolation precautions: Preventing transmission of infectious agents in healthcare settings*. From www. cdc. gov/hipac/2007IP/isolationprecautions. html

SIMS Portex. (1998). *Tracheostomy Care Handbook: A Guide for the Health Care Provider.* Keene, NH: Author. Retrieved on September 5, 2010, from www. tracheostomy. com/resources/pdf/TrachHandbk. pdf

Springhill Medical Center, Cardiac Catheterization Laboratory. (2010). *Consent titles for cath lab patients.* Mobile, AL: Author.

Springhill Medical Center. (2005). *IV's: Use of local anesthetic.* Mobile, AL: Author.

Springhill Medical Center. (2008). *Approved list for pediatric patients ages 1 month – 17 years.* Mobile, AL: Author.

Springhill Medical Center. (2010). *Informed consent.* Mobile, AL: Author.

St. Andre, A. , & DelRossi, A. (2005). Hemodynamic management of patients in the first 24 hours after cardiac surgery. *Critical Care Medicine*, 33(90), 2082 – 2094.

St. Luke's Episcopal Hospital, Texas Heart Institute. (n. d.). ABIOMED BVS 5000. Retrieved on December 6, 2010, from http://www. texasheartinstitute. org/Research/Devices/abiomed. cfm

St. Luke's Episcopal Hospital, Texas Heart Institute. (n. d.). Impella recover LD/LP 5. 0 Retrieved on December 6, 2010, from http:/texasheartinstitute. org/Research/Devices/impella. cfm? &RenderForPrint = 1

St. Luke's Episcopal Hospital, Texas Heart Institute. (n. d.).

Intraaortic balloon pump. Retrieved on December 6, 2010, from http://www. texasheartinstitute. org/Research/Devices/iabp. cfm

St. Luke's Episcopal Hospital, Texas Heart Institute. (n. d.). Thoratec HeartMate II LVAS. Retrieved on December 6, 2010, from http:/ www. texasheartinstitute. org/Research/Devices? thoratec _ hertmateii. cfm

St. Luke's Episcopal Hospital, Texas Heart Institute. Thoratec HeartMate XVE LVAS. Retrieved December 6, 2010, from www. texasheartinstitute. org/Research/Devices/thoratec. cfm

Staging pressure ulcers. (2010). Retrieved on October 16, 2010, from www. medicaledu. com/staging. htm

Stillwell, S. B. (2006). *Mosby's critical care nursing reference* (4th ed.). St. Louis, MO: Mosby Elsevier.

Swan-Ganz catheterization: Interpretation of tracings. Retrieved on November 17, 2010, from www. personal. health. usf. edu/msiddiqu/Swan. html

U. S. Department of Veterans Affairs, Veterans Health Admin – istration. (2009). *Organ, tissue, and eye donation process. VHA Handbook*, 1101. 03. Washington, DC: Author.

Ukleja, A. , Freeman, K. , Gilbert, K. , Kochevar, M. , Kraft, M. D. , Russell, M. K. , et al. (2010). *Standards for nutrition support: Adult hospitalized patients*. Retrieved on October 24, 2010, from www. nutritioncare. org/wcontent. aspx? id = 5410

United Network for Organ Sharing. Common myths of organ donation. (2004). Retrieved on July 26, 2010, from www. unos.

org/inTheNews/factsheets. asp

United Network for Organ Sharing. Waiting List Candidates. (2010). Retrieved on July 16, 2010, from www. unos. org/

University of Connecticut Health Center, John Dempsey Hospital, Department of Nursing. (2009). Protocol for: Continuous Renal Replacement Therapy (CRRT): Care of the patient. Retrieved on December 1, 2010, from http://nursing. uchc. edu/unit_ manuals/ intensive _ care/docs/CRRTprotocol% 20 – % 20ICU. hemo-Modified. pdf

University of Miami, Leonard M. Miller School of Medicine, Department of Surgery, Life Alliance Organ Recovery Agency. *Benefits of organ and tissue donation.* Retrieved on July 26, 2010, from www. surgery. med. miami. edu/x282. xml

University of Miami, Leonard M. Miller School of Medicine, Department of Surgery, Life Alliance Organ Recovery Agency. *Myth versus fact.* Retrieved on July 26, 2010, from www. surgery. med. miami. edu/x286. xml

University of Miami, Leonard M. Miller School of Medicine, Department of Surgery, Life Alliance Organ Recovery Agency. *The organ donation process.* Retrieved on July 26, 2010, from www. surgery. med. miami. edu/x297. xml

Wingate, S. , & Wiegand, D. L. (2008). End-of-life care in the critical care unit for patients with heart failure. *Critical Care Nurse*, 28(2), 84 – 88, 90 – 95.

Wyckoff, M. , Houghton, D. , & LePage, C. (Eds.). (2009).
*Critical care concepts, role, and practice for the acute care nurse
practitioner.* New York: Springer Publishing.

索　引